男性

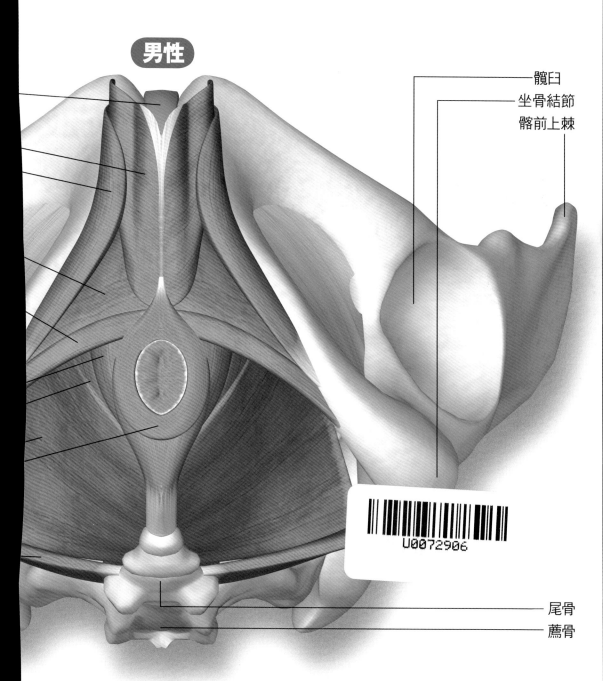

髖臼
坐骨結節
髂前上棘

尾骨
薦骨

U0072906

骨盆
完全指南

帶您深入了解
身體中最重要的構造

總監修‧解剖學監修
竹內京子

運動指導監修
岡橋優子

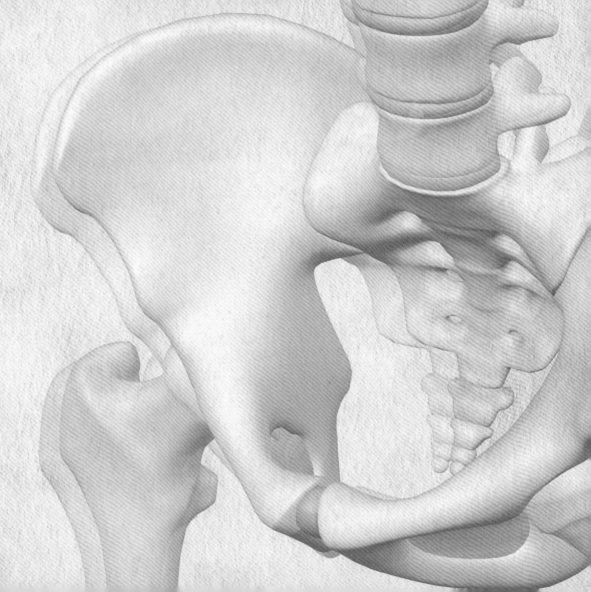

前言

自從人類演化成直立的型態,並開始以雙腳來步行後,支撐身體的骨骼也漸漸產生了變化;特別是骨盆,其變化幅度更是劇烈。在本書中,我們將對堪稱「身體中樞」的骨盆,做番全面性的審視。我們將以一種嶄新的型態來編纂此書,希望藉由回答各種骨盆的相關問題,讓讀者重新瞭解骨骼與肌肉的構造及作用,並試著引導讀者將所學的知識應用在日常的活動上。基於上述宗旨,不論是想要瞭解解剖學知識的健身教練,或是為了自身健康而進行運動與保養的人,都可以從本書獲得幫助。

書中,從骨盆的解剖學知識到骨盆運動,收錄了大量豐富、細膩的內容。前半部將為各位介紹骨盆的相關知識、骨盆為何稱為身體的運動中樞、支撐內臟的骨盆解剖學透視與其運動方式;後半部則是由知名健身教練──岡橋優子所傳授的骨盆運動。

從解剖學的角度來說,構成骨盆的相關骨骼就只有3種,共4個骨頭而已;但骨盆的動作卻是由兩側(腹部、髖關節、骨盆底)80條的肌肉所共同完成的,實在非常驚人。骨盆究竟能做出多複雜的動作?其內容之繁雜幾乎是我們難以完全熟記的,因此,希望每位讀者都能按照自己的需求來閱讀本書。像是解剖學的初學者可以將此書當作入門書籍;而對於曾經學過卻早已忘記內容的人,也可以一邊瞭解解剖學術語,一邊復習過去所學過的相關主題。

在監修本書時,我最煩惱的部份就是「專有名詞」。這些詞彙常因為不同的看法而有著不同的定義,不同領域的專業人士也常會使用不同的術語……,到底該如何統一這些說法呢?著實讓我傷透了腦筋。因此,在本書中,這類的專有名詞都會儘可能地加入解說。

最後,願本書能成為各位手邊的有益書籍。

總監修・解剖學監修

Takeuchi Kyoko

竹內京子

岡橋優子

Okahashi Yuko

運動指導監修

30 年前，當我結束澳洲打工渡假之旅後，便帶著有氧運動教練的證書回到日本，這是我的生涯志業，也是我賴以維生的經濟來源。

某天發生了一件事情，阻礙了我的有氧運動生涯……那就是「懷孕」。在我人生最為活躍的時期我竟然懷孕了！原本打算生產後就馬上回到工作崗位，但是身體卻開了我一個大玩笑，讓我經歷了過去不曾有過的感受。當時的我常有著不敢跳躍、不去上廁所就會不安心的不安情緒；深切地感受到那種「受到廁所支配的恐懼感」。

我想除了胸大肌和手臂外，對於女性而言其實還有更應該好好鍛鍊的重要肌群，那就是與骨盆相連的肌肉。除了會因為生產、荷爾蒙變化而變得衰弱的骨盆底肌肉外，骨盆的側邊還牽涉了約40條以上的肌肉。當時的我有個很深

的體認：這些肌肉都應該好好鍛鍊才行。當前社會所刮起的骨盆熱潮——各種強調減重或是以體操方式就能左右骨盤的開合——讓我倍感憂心。

於是我想在本書中先提供骨盆、周圍相關肌肉的正確知識以及解剖學概念；接著再以三個階段：放鬆、伸展、強化為設計理念，來規劃適當的骨盆運動，以期能訓練到與骨盆相連結的各條肌肉。相信本書這樣的架構能對那些有減重興趣的女性朋友，或是教導骨盆體操的人士提供相關的專業幫助。

人的壽命越來越長了，但對於身體機能的維持目前仍無法追上壽命的延長程度；因此，我們更應該持續地鍛鍊身體，以維持身體的正常運作。若是本書所介紹的運動能對各位有所幫助的話，那實在是件非常榮幸的事。

最後，Round Flat 的負責人大內實，在執筆、製作本書時對我多所照顧；竹內京子老師總是為我沖泡美味的茶飲；為我提供莫大幫助與支持的書寫者—— 伊藤康子；對於這些人我要再次衷心地表達我內心的感謝。

contents

一看就懂骨盆剖析指南書目次

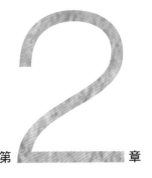

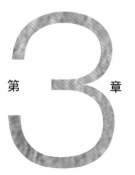
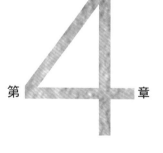

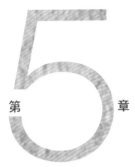

第 5 章

利用骨盆調整運動
來改善骨盆歪斜與鬆弛

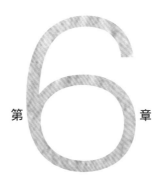

骨盆調整運動
依目的分類

附錄

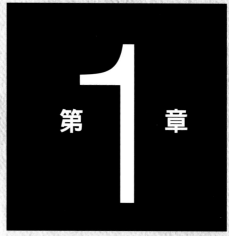

第 **1** 章

構成骨盆的骨骼

身體中並沒有一個稱為「骨盆」的骨頭，
骨盆，是一個位於身體中心的骨骼組合，是由多塊骨頭所構成。
在本章中，我們將介紹構成骨盆的骨骼，並詳細解說骨盆的構造。

骨盆的位置
位於身體中央的骨盆是重要的骨骼構造

骨盆位於身體的中心部位，
擔任連接上、下半身的重要角色。

　　骨盆的位置在身體的正中央，連接著上半身與下半身，是個非常重要的骨骼構造。

　　若是以外形來分類的話，可以將身體的構造分成兩部份：軀幹（頭部、頸部、胸部、腹部）和四肢（上肢、下肢）。

　　髂嵴位於腰部稍前的左右兩旁，從左右髂嵴的最高點，往斜下方畫出直線，這兩條斜線所交叉的範圍即為骨盆。

　　藉由脊椎使骨盆能與上半身相連，也因此成為支撐脊椎活動的重要基座；透過髖關節則讓骨盆能與下半身連接，因此，骨盆與下肢的動作也是息息相關的。

■骨盆在全身骨骼中的位置

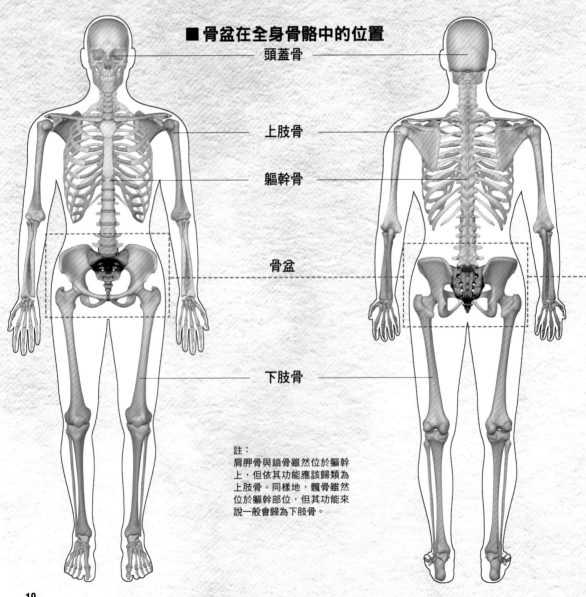

頭蓋骨

上肢骨

軀幹骨

骨盆

下肢骨

註：
肩胛骨與鎖骨雖然位於軀幹上，但依其功能應該歸類為上肢骨。同樣地，髖骨雖然位於軀幹部位，但其功能來說一般會歸為下肢骨。

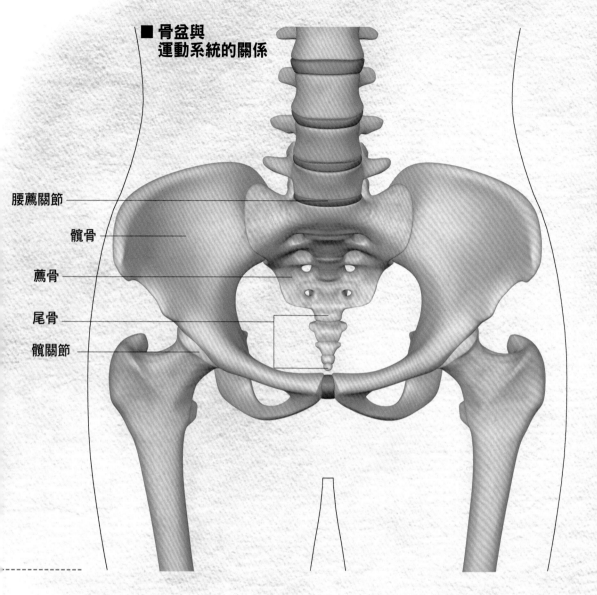

■骨盆與
運動系統的關係

腰薦關節

髖骨

薦骨

尾骨

髖關節

第1章　構成骨盆的骨骼

第2章　構成骨盆的肌肉

第3章　骨盆的動作

第4章　常見的疑問與誤解

第5章　骨盆調整運動

第6章　骨盆調整運動依目的分類

　　解剖學上的骨盆指的是由：髖骨、薦骨、尾骨所組成的構造，這些骨骼幾乎不具有可動性。

　　若以運動系統的觀點來看骨盆，則還包含了以下的部份：位於骨盆與第五腰椎之間的腰薦關節，以及位於骨盆與股骨之間的髖關節。

　　此外，坊間還有「骨盆帶」一詞的說法，指的是髖骨（髂骨、坐骨、恥骨）擔任支撐下肢部位時的別名，一般並不包含薦骨與尾骨在內。

骨盆的形狀
呈現出如水盆般的外形是有其原因的

骨盆具有兩大功能：保護內臟、支撐身體。
骨盆的獨特外形正與其扮演的角色息息相關。

骨盆的解剖學用語為 Pelvis，其拉丁語源所代表的涵意就是水盆、洗臉盆，而骨盆也正如其名，呈現出像水盆一般的形狀。水盆是用來盛放水的器皿，而骨盆也同樣具有放置臟器的功能，在骨盆腔中有腸道、泌尿器官、生殖器等重要臟器；此外，骨盆還必須承受著人體上半身的重量。

位於骨盆中央的薦骨，同時也是脊椎的骨骼之一，下方連結著尾骨；左右則被髖骨所包夾。

骨盆與上半身、下半身這二個可動性高的部位相互連接，並擔任支撐各部位動作的基座角色。

■ 水盆

骨盆一詞源自於「水盆」之意

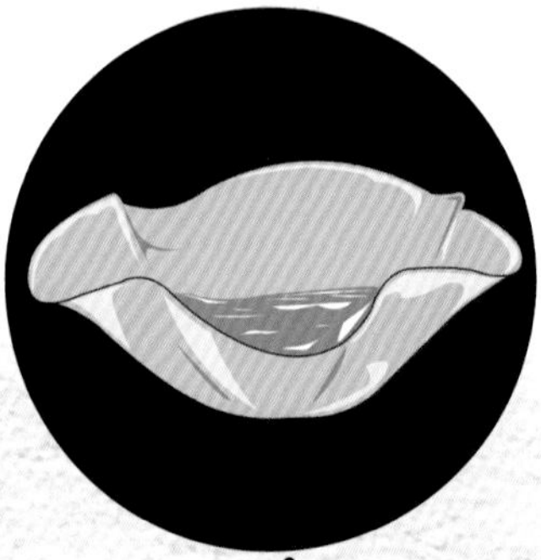

■ 骨盆前面

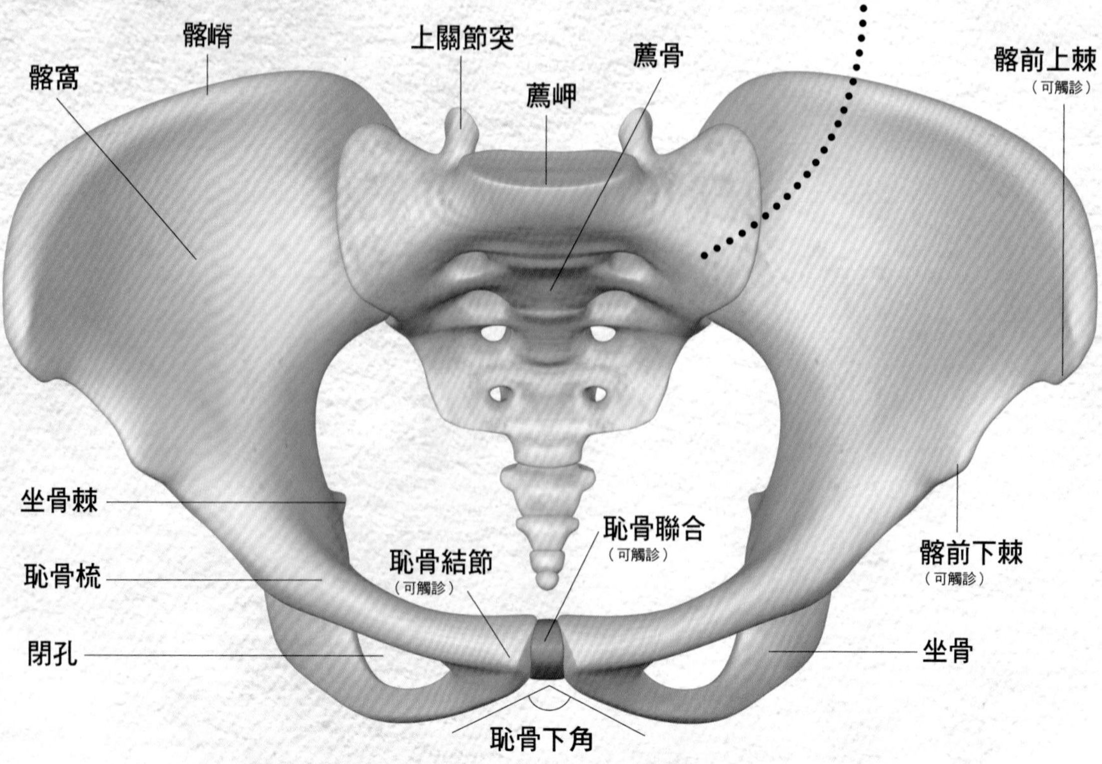

髂窩

髂嵴

上關節突

薦岬

薦骨

髂前上棘
（可觸診）

坐骨棘

恥骨梳

閉孔

恥骨結節
（可觸診）

恥骨聯合
（可觸診）

恥骨下角

髂前下棘
（可觸診）

坐骨

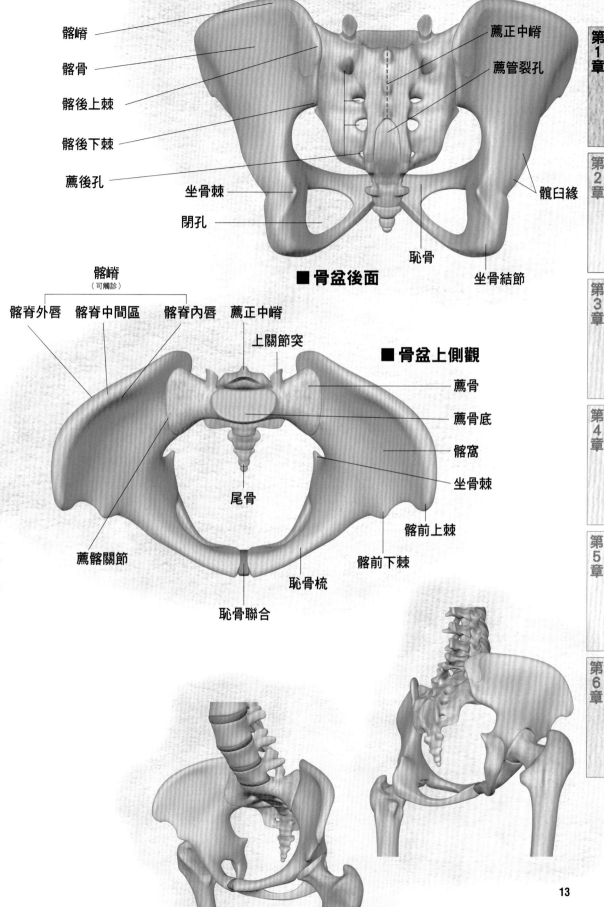

髂嵴

髂骨

髂後上棘

髂後下棘

薦後孔

坐骨棘

閉孔

薦正中嵴

薦管裂孔

髖臼緣

恥骨

坐骨結節

■骨盆後面

髂嵴
（可觸診）

髂脊外唇　髂脊中間區　髂脊內唇　薦正中嵴

上關節突

■骨盆上側觀

薦骨

薦骨底

髂窩

坐骨棘

髂前上棘

髂前下棘

尾骨

薦髂關節

恥骨梳

恥骨聯合

第1章 構成骨盆的骨骼

第2章 構成骨盆的肌肉

第3章 骨盆的動作

第4章 常見的疑問與誤解

第5章 骨盆調整運動

第6章 骨盆調整運動依目的分類

13

髖骨
蝶狀、左右成對的大骨骼

**從本頁起，將會進一步的介紹骨盆中的骨骼，
首先，就從最大的髖骨談起。**

　　骨盆是由4塊骨骼所組成，分別為：薦骨、尾骨以及兩個髖骨。髖骨是骨盆中最大的骨骼，左右各一，覆蓋整個骨盆。

　　髖骨在出生後，會分離成3塊骨骼：髂骨、恥骨和坐骨。這些骨骼之間以「Y形軟骨」相互連結，稱為Y形軟骨聯合。在成長過程中，軟骨的部份會逐漸增生成新骨（軟骨內骨化），最後轉變為骨骼聯合。換而言之，隨著年齡的增長，大約從15～16歲開始，髂骨、恥骨、坐骨便會開始密合，最後合併成髖骨。

　　Y形軟骨聯合位於大腿股骨頭的接口「髖臼」中。坐骨和恥骨的支部會連結形成「閉孔」。當採取坐姿時，坐骨的坐骨結節會接觸到椅面，為了支撐體重，坐骨是非常厚實、堅固的。

■ 髖骨外側面

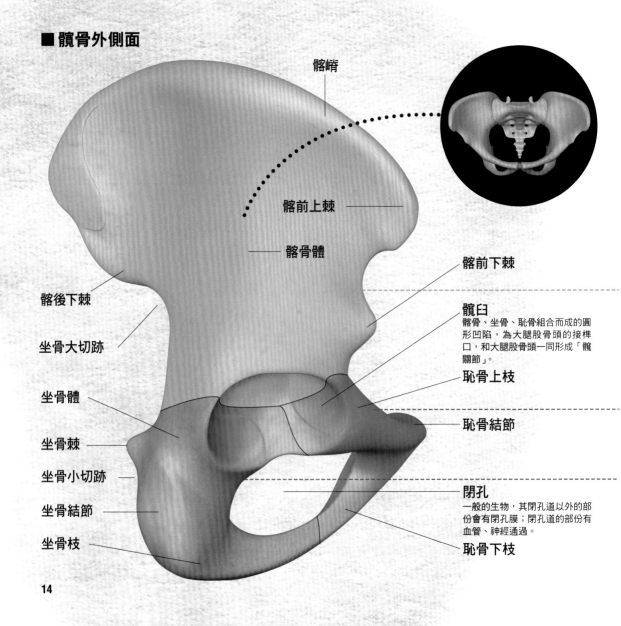

髂嵴

髂前上棘

髂骨體

髂後下棘

坐骨大切跡

坐骨體

坐骨棘

坐骨小切跡

坐骨結節

坐骨枝

髂前下棘

髖臼
髂骨、坐骨、恥骨組合而成的圓形凹陷，為大腿股骨頭的接榫口，和大腿股骨頭一同形成「髖關節」。

恥骨上枝

恥骨結節

閉孔
一般的生物，其閉孔道以外的部份會有閉孔膜；閉孔道的部份有血管、神經通過。

恥骨下枝

■髖骨內側面

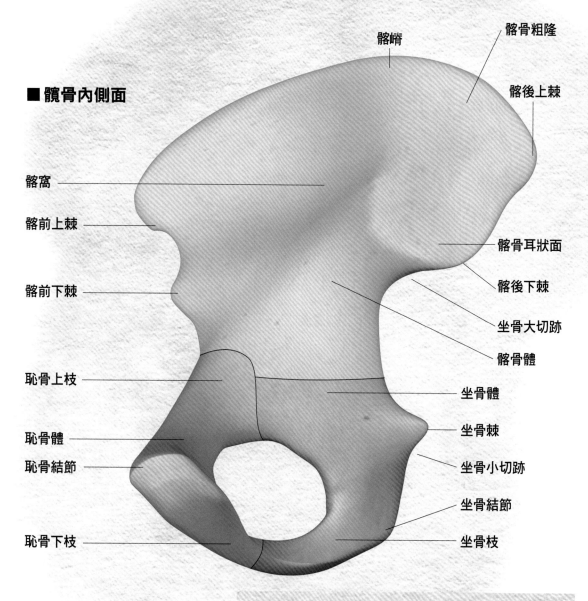

髂嵴
髂骨粗隆
髂後上棘
髂窩
髂前上棘
髂骨耳狀面
髂後下棘
髂前下棘
坐骨大切跡
髂骨體
恥骨上枝
坐骨體
坐骨棘
恥骨體
坐骨小切跡
恥骨結節
坐骨結節
恥骨下枝
坐骨枝

第1章 構成骨盆的骨骼

第2章 構成骨盆的肌肉

第3章 骨盆的動作

第4章 常見的疑問與誤解

第5章 骨盆調整運動

第6章 骨盆調整運動依目的分類

髂骨

髖骨中最大的骨頭，直接面對著腸道，因此又稱為「腸骨」。上緣的髂嵴在前後兩端有突出的棘部，棘部上附著著大腿的肌腱和韌帶。內側凹陷的部份則稱為髂窩，是肌肉的附著處。

恥骨

恥骨意指「陰部的骨骼」，是位於髖骨前方的骨頭。與二邊的髖骨以「恥骨聯合」連結在一起。

坐骨

位於髖骨下方，如同其名，採坐姿時就會接觸到坐著的地方。用手碰觸時會摸到突起的部份，這個部位就稱為「坐骨結節」。坐骨與髂骨連結的部份稱為「坐骨體」，與恥骨結合的部份則稱為「坐骨枝」。

大骨盆與小骨盆

從骨骼的薦岬處開始，經由髖骨的弓狀線、恥骨梳一直到恥骨結節的連結線，稱為分界線。而這條分界線又稱為「髂骨恥骨線」、「髂恥骨線」或是「骨盆緣」。

這條線將骨盆分成上、下部，上部稱為「大骨盆」，下部則稱為「小骨盆」。大骨盆寬且淺，內有腹部的臟器；小骨盆則呈現圓筒狀，內有骨盆內臟。

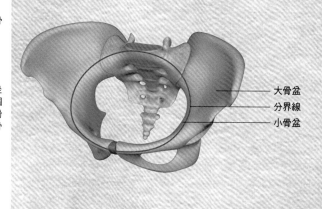

大骨盆
分界線
小骨盆

薦骨、尾骨
人類以雙腳步行後，這兩部份的骨骼便開始產生變化

薦骨和尾骨是脊椎的一部分，從人類開始以雙腳步行後便開始產生了變化。
薦骨椎為了支撐體重逐漸密合成薦骨，而尾骨則漸漸退化。

薦骨是覆蓋骨盆後方的三角形骨骼，由5個薦骨椎所構成，椎孔相互連接形成薦骨管（脊椎管的下端部份，神經的通道）。經由耳狀面與髂骨（髂骨的耳狀面）連結，薦骨底則透過椎間盤與第5腰椎連接。

5個薦骨椎在出生時會呈現分離狀態，直到成人後才會密合成一塊骨頭，以薦骨關節和尾骨相連。

一般認為，在人類的進化過程中尾巴逐漸退化，最後就成了殘留的尾骨。尾骨是由3～6（一般為3～5）塊的椎骨密合而成。

僅有與薦骨連接的第1尾椎仍保有椎骨的型態。第1椎骨雖然不具有可動性，不過第2、第3尾椎則稍為可以移動，而這就是骨盆中可動性最高的地方。

如果尾骨是固定的話，那脊椎骨的動作也會受到限制。附著在尾骨上的肌肉有：尾骨肌、臀大肌、提肛肌、肛門外括約肌。

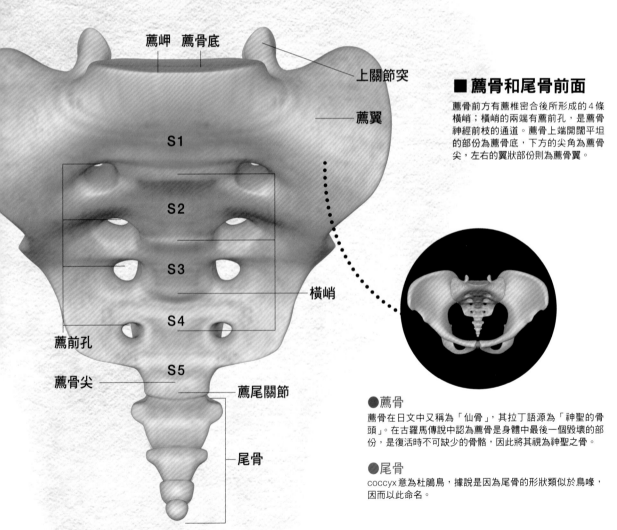

薦岬　薦骨底

上關節突

薦翼

S1

S2

S3

S4

橫崤

薦前孔

S5

薦骨尖

薦尾關節

尾骨

■薦骨和尾骨前面
薦骨前方有薦椎密合後所形成的4條橫崤；橫崤的兩端有薦前孔，是薦骨神經前枝的通道。薦骨上端開闊平坦的部為薦骨底，下方的尖角為薦骨尖，左右的翼狀部份則為薦骨翼。

●薦骨
薦骨在日文中又稱為「仙骨」，其拉丁語源為「神聖的骨頭」。在古羅馬傳說中認為薦骨是身體中最後一個毀壞的部份，是復活時不可缺少的骨骼，因此將其視為神聖之骨。

●尾骨
coccyx意為杜鵑鳥，據說是因為尾骨的形狀類似於鳥喙，因而以此命名。

■薦骨與尾骨後方

薦骨後方有薦正中、薦外側脊（左右）、薦中間（左右）共5個薦骨脊，這是由每個薦骨的椎骨棘突、橫突、關節突密合而成的。薦管是從脊椎延伸出來的神經通道（脊椎管），會一直延續到薦管裂孔（Sacral hiatus）。薦骨後方為多裂肌、豎脊肌、臀大肌的起點。

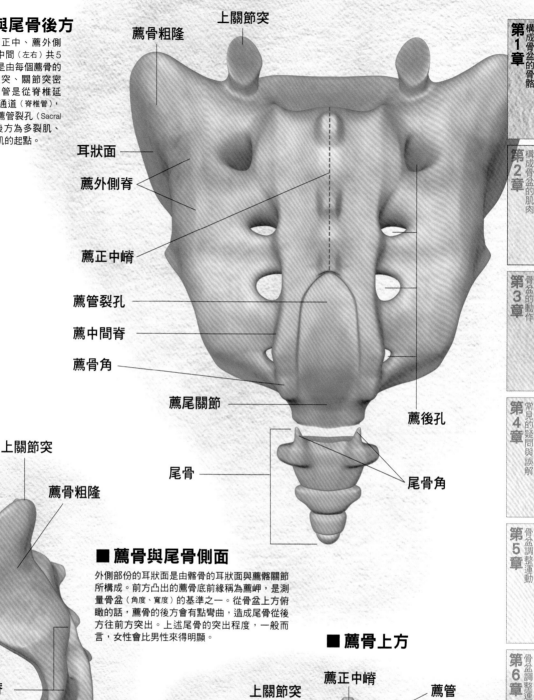

薦骨粗隆

上關節突

耳狀面

薦外側脊

薦正中嵴

薦管裂孔

薦中間脊

薦骨角

薦尾關節

薦後孔

尾骨

尾骨角

■薦骨與尾骨側面

外側部份的耳狀面是由髂骨的耳狀面與薦髂關節所構成。前方凸出的薦骨底前緣稱為薦岬，是測量骨盆（角度、寬度）的基準之一。從骨盆上方俯瞰的話，薦骨的後方會有點彎曲，造成尾骨從後方往前方突出。上述尾骨的突出程度，一般而言，女性會比男性來得明顯。

薦岬

上關節突

薦骨底

薦骨粗隆

耳狀面

薦外側脊

尾骨

■薦骨上方

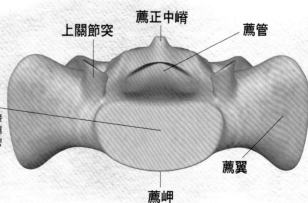

上關節突

薦正中嵴

薦管

薦骨底

經由椎間盤與腰椎接合；外側部份，則由薦骨翼的第1薦椎橫突密合而成。

薦岬

薦翼

第1章 構成骨盆的骨骼

第2章 構成骨盆的肌肉

第3章 骨盆的動作

第4章 常見的疑問與誤解

第5章 骨盆調整運動

第6章 骨盆調整運動依目的分類

骨盆的連結處

骨盆由 4 塊骨頭所構成，連結處各自形成關節。
不同於身體的其他關節，骨盆關節幾乎不具可動性。

薦髂關節
以凹凸面與韌帶緊密結合

　　薦骨關節是髖骨（髂骨）與薦骨連結處所形成的關節。

　　關節面形成如耳朵般的形狀，因此稱為耳狀面。名稱雖然為關節，但其實是由非常堅韌的韌帶所連接，因此幾乎不具有可動性。

　　薦骨關節幾乎不可能會錯位、歪斜，不過因構造的關係，還是可以進行微小的旋轉與橫向運動。尤其是懷孕時所分泌的荷爾蒙，能夠增加韌帶的柔軟性，因此一般認為此時薦骨關節可能稍微帶點可動性。

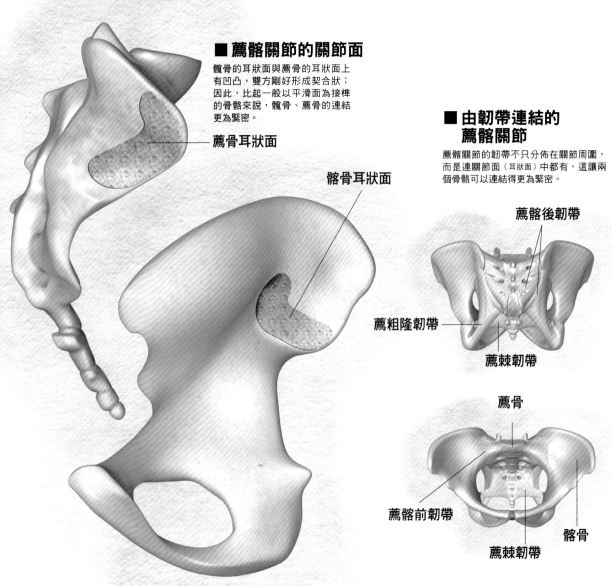

■ 薦髂關節的關節面

髖骨的耳狀面與薦骨的耳狀面上有凹凸，雙方剛好形成契合狀；因此，比起一般以平滑面為接榫的骨骼來說，髖骨、薦骨的連結更為緊密。

薦骨耳狀面

髂骨耳狀面

■ 由韌帶連結的
薦髂關節

薦髂關節的韌帶不只分佈在關節周圍，而是連關節面（耳狀面）中都有，這讓兩個骨骼可以連結得更為緊密。

薦髂後韌帶

薦粗隆韌帶

薦棘韌帶

薦骨

薦髂前韌帶

髂骨

薦棘韌帶

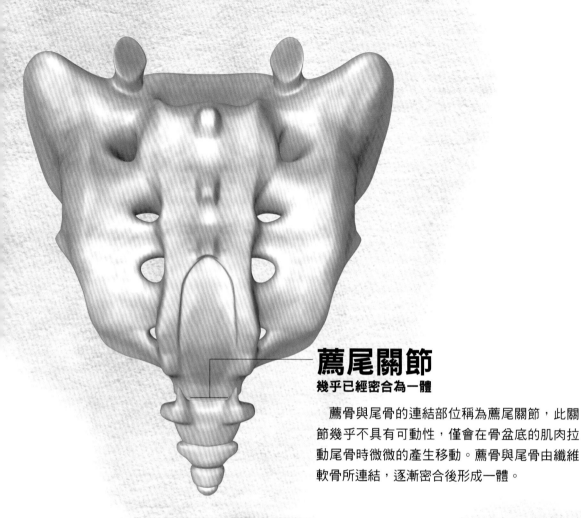

薦尾關節
幾乎已經密合為一體

薦骨與尾骨的連結部位稱為薦尾關節，此關節幾乎不具有可動性，僅會在骨盆底的肌肉拉動尾骨時微微的產生移動。薦骨與尾骨由纖維軟骨所連結，逐漸密合後形成一體。

恥骨聯合
生產時可動性會增加

連結左右髖骨（恥骨）的骨盆前方連結部，稱為恥骨聯合。

結合面之間，有著如同彈力墊般的軟骨（纖維軟骨性恥骨間盤），能夠吸收各種衝擊骨盆的力量；且之間還有韌帶補強連結，因此幾乎不具可動性。

就如同前面所提到的薦髂關節一樣，生產時的荷爾蒙會讓軟化韌帶，增加這部份的可動性。薦髂關節和恥骨聯合的可動性增加，骨盆口才能擴張，生產也才順利進行。

■ 恥骨聯合的韌帶

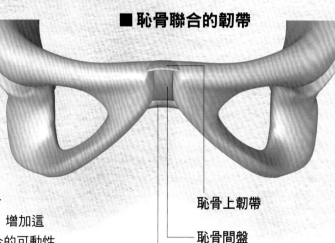

恥骨上韌帶

恥骨間盤

弓狀恥骨韌帶

第1章 構成骨盆的骨骼

第2章 構成骨盆的肌肉

第3章 骨盆的動作

第4章 常見的疑問與誤解

第5章 骨盆調整運動

第6章 骨盆調整運動依目的分類

與脊椎的連結

透過腰薦關節讓骨盆能與脊椎連接。

腰薦關節

　　骨盆與脊椎是相連的。本來，薦骨與尾骨就是脊椎的一部分，但我們在此仍將薦骨和尾骨視為是骨盆的一部分，並將腰椎與薦骨之間的腰薦關節看作是二個部位的連結處。

　　腰薦關節是由椎間盤所連結成的小關節，一般來說並不會產生太大的動作。腰薦關節是脊椎中受力最大的部位，因此也是身體中最容易發生關節問題的部位，甚至還為此而被戲稱為「最弱的連結」。在腰薦關節處有多條肌肉、韌帶交叉，以補足其強度。

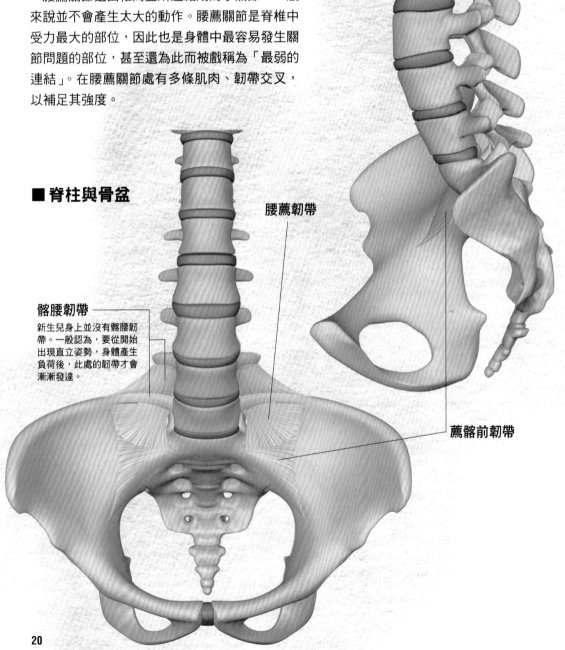

■ 脊柱與骨盆

腰薦韌帶

髂腰韌帶
新生兒身上並沒有髂腰韌帶。一般認為，要從開始出現直立姿勢，身體產生負荷後，此處的韌帶才會漸漸發達。

薦髂前韌帶

與腿部的連結

骨盆透過髖關節與大腿的股骨連接。

第1章 構成骨盆的骨骼

第2章 構成骨盆的肌肉

第3章 骨盆的動作

第4章 常見的疑問與誤解

第5章 骨盆調整運動

第6章 骨盆調整運動依目的分類

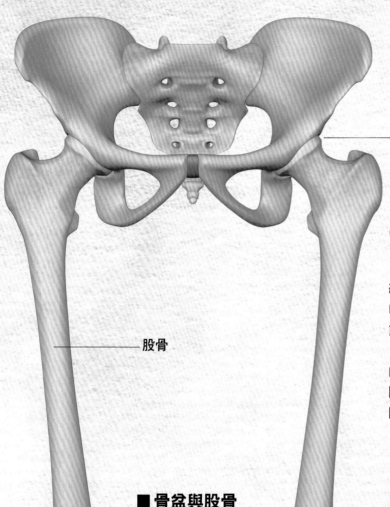

股骨

■骨盆與股骨

髖關節

　　骨盆與大腿經由髖關節而連結在一起。髖關節是髖骨（髖臼）與股骨（股骨頭）之間的關節，為球狀的臼狀關節。

　　雖然髖關節屬於可動範圍大的球狀關節，但因為髖關節的關節窩非常深，因此可動的範圍稍微受到限制。

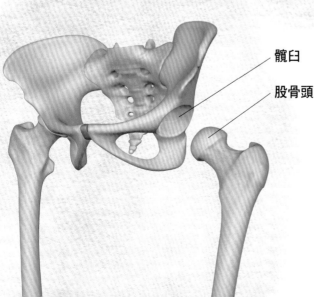

髖臼

股骨頭

骨盆的性別差異
女性骨盆為橫長形，男性骨盆則為縱長形

骨盆的形狀會因為性別而有明顯的不同，
這是因為身體的構造和功能不同所致。

男性與女性的骨盆存在著相當大的差異。一般來說，男性的骨盆窄而深，女性的骨盆則寬且淺。之所以會有這樣的差別，是因為女性骨盆為了適應懷孕、生產才會發展出這樣的形狀。

女性的骨盆為了要在生產時能讓新生兒的頭部通過，因此骨盆的上、下方開口較大；而不必生產的男性，其骨盆則特化成適合活動的細長狀。

窄而深的骨盆較靠近身體的中心，使得重心變高，較缺乏穩定性，但卻提昇了下肢可動性的推進力。

■ 男、女骨盆的差異

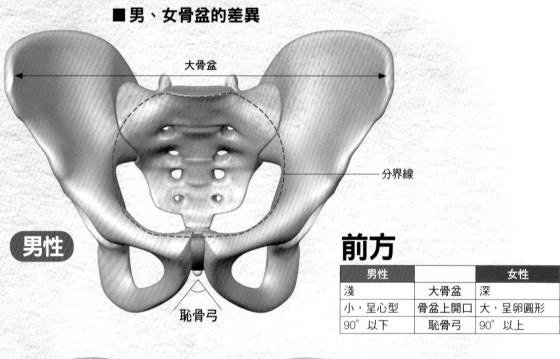

大骨盆

分界線

男性

恥骨弓

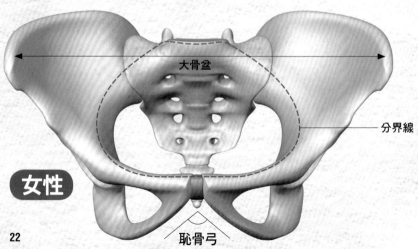

大骨盆

分界線

女性

恥骨弓

前方

男性		女性
淺	大骨盆	深
小，呈心型	骨盆上開口	大，呈卵圓形
90°以下	恥骨弓	90°以上

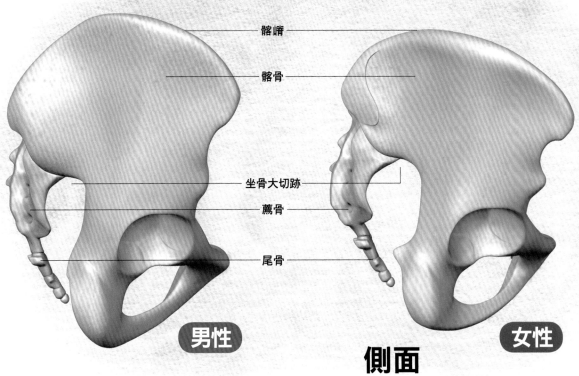

髂嵴
髂骨
坐骨大切跡
薦骨
尾骨

男性 　　 女性

側面

男性		女性
弧度深	髂嵴	弧度淺
接近垂直	髂骨	不成垂直狀
狹窄	坐骨大切跡	寬廣
不具可動性	薦骨	具有可動性
細長	尾骨	幅寬而短

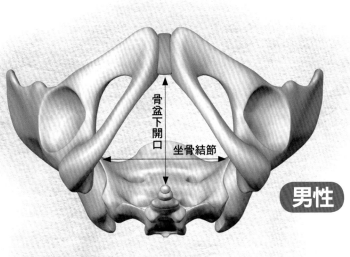

骨盆下開口
坐骨結節

男性

下方

男性		女性
狹窄	骨盆下開口	寬廣
往內側突出結節之間的空間狹窄	坐骨結節	往外側突出結節之間的空間寬廣

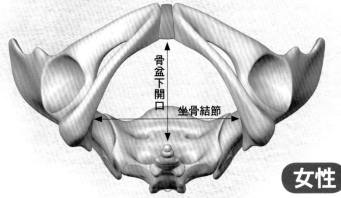

骨盆下開口
坐骨結節

女性

第1章 構成骨盆的骨骼

第2章 構成骨盆的肌肉

第3章 骨盆的動作

第4章 常見的疑問與誤解

第5章 骨盆調整運動

第6章 骨盆調整運動依目的分類

骨盆的演化

人類的骨盆為了適應雙足步行，而演化成今日的模樣

在演化的過程中，人類的骨盆逐漸變成適應雙足步行的形狀，
下面就讓我們來比較一下，看看四足步行的哺乳類與雙足步行的人類其骨盆有何不同。

人類從開始以雙足步行後，身體上的骨骼就產生了明顯的變化，而骨盆更是發生劇烈改變的部位之一。

四足步行的哺乳類動物其骨盆為脊柱的延伸，呈現伸長狀，擔負著保護背部的角色；腿部與骨盆呈直角，就像是桌板與桌腳的關係。

而人類的骨盆因為不再需要擔任保護背部的角色，因此骨盆（髂骨）逐漸退化、變短；一般認為髂骨縮短，能讓站立時的動作更為俐落，所以人體的骨骼系統才會朝這個方向演化。髂骨若呈長形，就比較不容易做出旋轉動作，且上半身的也會受到相當大的侷限。

而人類的骨盆除了縮短外，也逐漸演化成如同器皿般的立體形狀，如此一來，採取站立姿的人類才能利用骨盆來支撐內臟。

此外，原本四肢站立時要靠頭部、尾巴來維持平衡，但站立後多出了雙手可用，所以維持平衡就逐漸變成頭、手的工作。不再需要的尾部則逐漸退化，往前縮，最後演化成骨盆下方的尾骨。

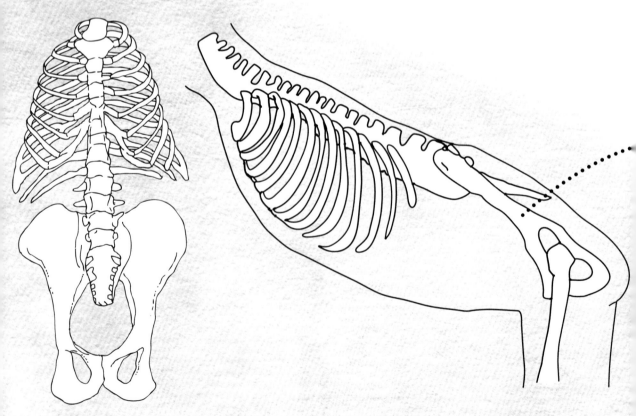

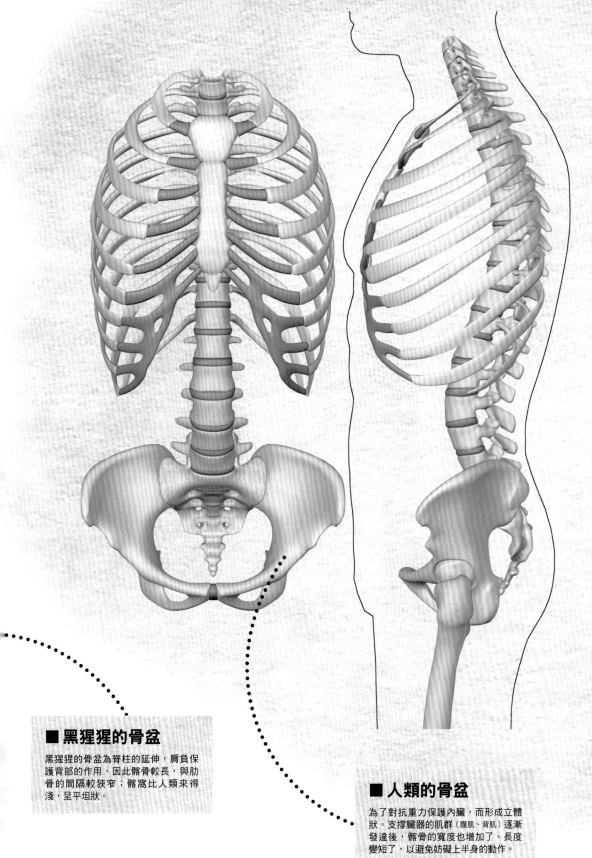

第1章 構成骨盆的骨骼

第2章 構成骨盆的肌肉

第3章 骨盆的動作

第4章 常見的疑問與誤解

第5章 骨盆調整運動

第6章 骨盆調整運動依目的分類

■ 黑猩猩的骨盆

黑猩猩的骨盆為脊柱的延伸，肩負保護背部的作用，因此髂骨較長，與肋骨的間隔較狹窄；髂窩比人類來得淺，呈平坦狀。

■ 人類的骨盆

為了對抗重力保護內臟，而形成立體狀。支撐臟器的肌群（腹肌、背肌）逐漸發達後，髂骨的寬度也增加了、長度變短了，以避免妨礙上半身的動作。

骨盆與重力

為了因應重力，骨盆的穩定性變得極為重要

人類的骨盆之所以演化呈現在的形狀，有個極為重要的因素——重力。
接著，就讓我們來看看骨盆的形狀與重力的關係。

前面提過自從人類開始站立後，骨盆也跟著產生了變化，而導致這些變化的重要原因就是「重力」。在四足步行時脊椎、四肢所承受的重力，到了站立時會變成「頭部→脊椎→下肢」這樣的傳遞順序。

這讓骨盆必須協同腹部一起來分擔體內臟器的重量，所以才讓骨盆具有「將重量分散到其他部位」的功能。骨盆能夠透過脊椎將上半身的重量，由薦骨分散至左右的髂骨，再經過髂骨、髂關節把重量傳遞到下肢。

此外，骨盆不僅能把上半身的重量傳遞到下半身，還能從腿部把能量以相反方向往上半身傳導。為了完成傳達上、下半身力量的「中繼站」角色，骨盆的穩定性就變得非常重要。也正因為如此，骨盆才會成為不具可動性的穩定部位。

體重

■ 骨盆與力量的傳導

站立時，體重會依序經過脊椎→骨盆圈（薦骨→左、右髂骨）→髂關節，而分散到下肢。坐著時，則會由薦骨往坐骨來傳遞身體的重量。

站立 　坐著 　　坐著 　站立

26

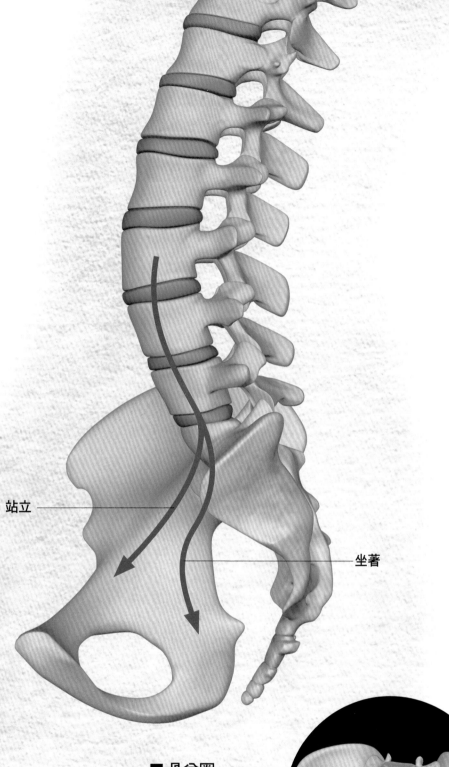

第1章　構成骨盆的骨骼

第2章　構成骨盆的肌肉

第3章　骨盆的動作

第4章　常見的疑問與誤解

第5章　骨盆調整運動

第6章　骨盆調整運動依目的分類

站立

坐著

■ 骨盆圈

由左、右髖骨、薦骨所構成，
包含骨盆分界線的圓圈狀構
造，在整型外科、復健科稱為
骨盆圈、骨盆輪或是骨盆環。

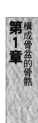

27

隨著年齡增長，腳也會跟著變長？

說到連結骨盆與股骨的重要關節自然就會想到髖關節。呈球狀的股骨頭會剛好與髖臼凹口密合，而隨著年齡的增長，髖關節也會漸漸改變角度，也就是說股骨與股骨頭之間的角度會因為持續受到重力的關係，而逐漸產生變化。

一般來說，幼兒時期股骨頸與股骨幹的角度約呈135°，成年後大約會變成125°，這是因為成年人受到的重力影響比幼兒時期來得大。逐漸邁入老年階段後，角度會縮減至120°左右，股骨大轉子會往橫向突出，左、右股骨之間也會得較寬。

股骨往外開後，身體就會下沉，讓上半身看起來好像變短了。所以，隨著年齡的增長，腳的長度看起來似乎變長了，但其實這是因為身體往下沉的緣故。

不過，這樣的現象並不值得開心，因為股骨越往外開，膝蓋所承受的負擔就越大。越是年長的老年人，膝蓋就越容易出問題，也是因為上述的緣故所致。

（竹內京子）

股骨頸

■ 年齡導致股骨頸的角度變化

一直承受著重力的股骨頸會漸漸變成「く」形。

年齡導致的角度變化	
幼兒	135°
成人	125°
老年人	120°

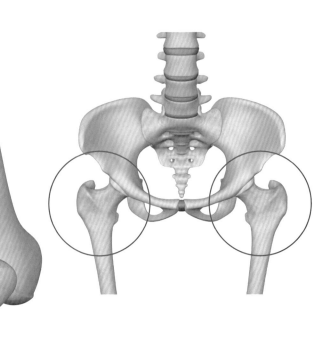

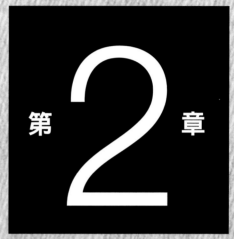

第**2**章

構成骨盆的肌肉

在這個章節中，我們將要介紹附著在骨盆上的肌肉群。
骨盆周圍有非常多的肌肉，這些肌肉與骨盆的動作有著緊密的關係。

※ **起端與止端**：以解剖學的基本姿勢為標準，接近身體中心的地方稱為「起端」，末端則稱為「止端」。
　　　　　了解各個肌肉的起、止端將能進一步地理解骨骼和肌肉的動作。
※ **主要功能**：僅標記髖關節、脊柱等，與骨盆有關的動作。
※ 在書末的附錄中除了標記**起端**、**止端**與**主要功能**外，還加上神經、血管等項目。

髂腰肌

這個肌群連接了脊椎與股骨，橫跨骨盆內部

　　髂腰肌為通過骨盆內部的大肌群，可細分為髂肌、腰大肌以及腰小肌。此肌群位於深層，靠近骨骼、內臟；同時連接著脊椎與股骨、骨盆與股骨，以穩定骨盆。

　　由於髂肌、腰大肌交會於腹股溝，所以便把這個肌群命名為「髂腰肌」。雖然上述兩塊肌肉有交會點，不過兩者的起端不同（腰大肌起於脊椎，髂肌起於骨盆內側）功能上也有所差異。

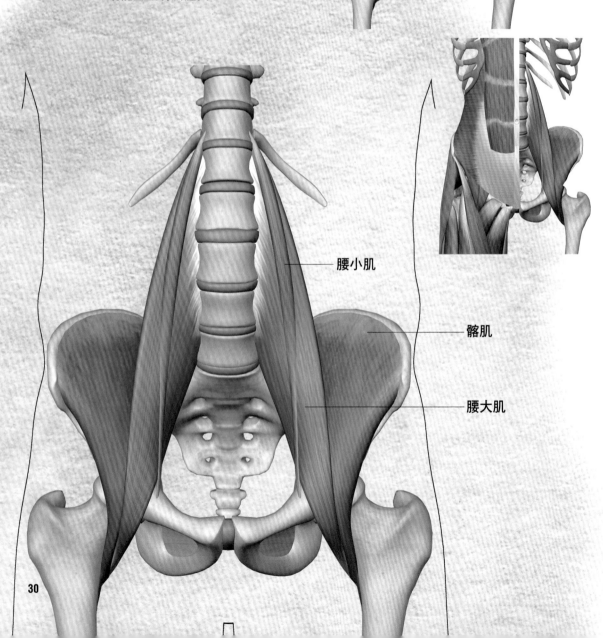

腰小肌

髂肌

腰大肌

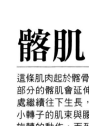

髂肌 Iliacus

這條肌肉起於髂骨內側的髂窩，止於股骨的小轉子。
部分的髂肌會延伸到髂前下棘的髖關節處，再從骨骼突起
處繼續往下生長，到達股骨小轉子下方約2公分處。止於
小轉子的肌束與腰大肌會合，可使髖關節做出彎曲、往外
旋轉的動作，而到達小轉子下方2公分處的肌束，則能讓
髖關節做出內旋；同一塊肌肉同時具有彼此抗衡的功能，
讓骨盆得以保持穩定。

起端・止端
起端…髂窩、髂前下棘
止端…股骨小轉子～小轉子下方約2公分處
主要功能
使髖關節屈曲、外旋
內旋（起始於髂前下棘的肌束）

腰大肌 Psoas major

為一條長條狀肌肉，起於腰椎處，通過骨盆到達股骨。
雖然腰大肌並沒有直接附著於骨盆，但卻和始於骨盆的
髂肌交會，所以這條肌肉仍與骨盆的動作有關。腰大肌
的主要功能在於能夠彎曲髖關節，使腿做出抬高的動
作。另外，由於腰大肌大部分都附著於脊椎上，所以也
具有穩定脊椎、保持姿勢等重要功能。

起端・止端
起端…第12節胸椎、第1～4節腰椎椎體以及椎間盤（淺
頭）、第1～5節腰椎橫突（深頭）
止端…股骨大轉子
主要功能
使髖關節屈曲、股骨往前上方舉起以及外旋

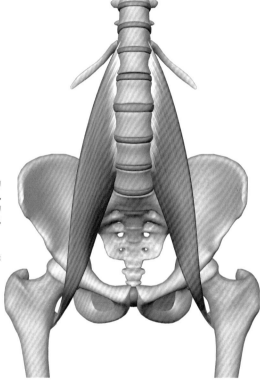

腰小肌 Psoas minor

和腰大肌一樣起於腰椎，止端則延伸至髂腰肌筋膜。腰小
肌覆蓋著髂腰肌的筋膜，能幫助髂腰肌動作。
有許多人並沒有腰小肌。缺乏腰小肌的人，髂腰肌筋膜的
彈性較弱，比較容易有腰痛的問題。

起端・止端
起端…第12節胸椎與第1節腰椎椎體
止端…終止處同時分散到髂腰肌筋膜、髂恥隆突、髂恥弓
主要功能
幫助腰大肌與髂肌

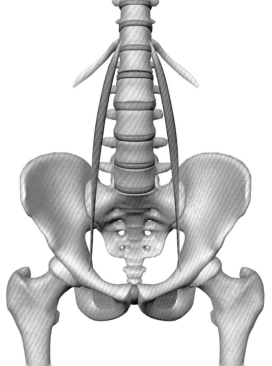

第1章 構成骨盆的骨骼
第2章 構成骨盆的肌肉
第3章 骨盆的動作
第4章 常見的疑問與誤解
第5章 骨盆調整運動
第6章 骨盆調整運動依目的分類

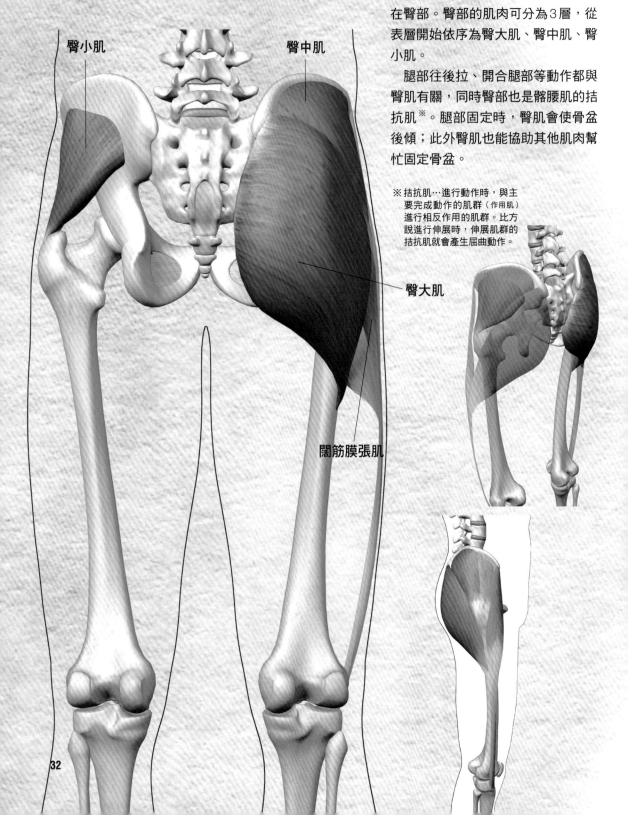

臀肌

包覆骨盆後方的臀部肌群構造有3層

臀小肌

臀中肌

覆蓋在骨盆外側的肌肉主要都聚集在臀部。臀部的肌肉可分為3層，從表層開始依序為臀大肌、臀中肌、臀小肌。

腿部往後拉、開合腿部等動作都與臀肌有關，同時臀部也是髂腰肌的拮抗肌※。腿部固定時，臀肌會使骨盆後傾；此外臀肌也能協助其他肌肉幫忙固定骨盆。

※拮抗肌…進行動作時，與主要完成動作的肌群（作用肌）進行相反作用的肌群。比方說進行伸展時，伸展肌群的拮抗肌就會產生屈曲動作。

臀大肌

闊筋膜張肌

第1章 構成骨盆的骨骼

第2章 構成骨盆的肌肉

第3章 骨盆的動作

第4章 常見的疑問與誤解

第5章 骨盆調整運動

第6章 骨盆調整運動依目的分類

臀大肌 Gluteus maximus

臀部肌群中最大、力量最強的肌肉，當髖關節以彎曲狀態進行伸展時，會使用到臀大肌。

上方肌肉與下方肌肉的功能不同，上部能使髖關節向外開展（外展），下部則可以讓髖關節往內側閉合（內收）。整條肌肉一起動作時，上、下部的力量彼此消長，使髖關節能夠筆直往後延伸。

起端・止端
起端…（淺層）髂嵴、髂後上棘、薦骨與尾骨後方外側邊緣、（深層）臀後肌線後方髂翼、胸腰筋膜（臀中肌的筋膜）與薦粗隆韌帶
止端…髂脛束（上部淺層）、臀肌粗隆（下部深層）
主要功能
髖關節的伸展和外展、大腿筋膜／髂脛束附著部份的外展、臀肌粗隆周圍的內收、兩側同時作用時可幫助肛門外擴約肌收縮

臀中肌 Gluteus medius

呈扇形，肌束可分成前方與後方部份。只有前方肌束動作時，能使髖關節往內部旋轉（內旋）；相反地，若僅有後方肌束動作，則能讓髖關節往外旋轉（外旋）。整條肌肉一起動作時，則可以讓腿往外張開（髖關節外展）。

站立或步行時，臀中肌能支持骨盆、保持骨盆穩定。當跳躍後雙腳著地時，臀中肌的功能就更顯重要了，若是臀中肌力衰退骨盆就無法維持穩定。單腳站立（會使得另一側骨盆往下傾斜）、擺動腰部行走等動作都會讓臀中肌功能衰退。

起端・止端
起端…髂翼外側面、髂嵴、臀肌筋膜
止端…股骨大轉子尖端（外側）
主要功能
髖關節外展（全體）、內旋（前方部份）、外旋及伸展（後方部份）

臀小肌 Gluteus minimus

比臀中肌位於更深層的地方，臀小肌的前方部份與臀中肌密合在一起，因此大多與臀中肌一起動作。雖然腿部往外開（髖關節外展）時會用到臀小肌，不過臀小肌本身並不是作用肌[※]，而是負責協助臀中肌作用的協同肌[※]。
※ 作用肌…負責完成動作的肌肉，也稱為主動肌、原動肌。
※ 協同肌…協助作用肌完成動作的肌肉。
起端・止端
起端…髂骨的臀肌面（臀中肌起端的深層處）
止端…股骨大轉子（前方外側）
主要功能
與臀中肌相同，不過使髖關節外展的功能較弱

闊筋膜張肌 Tensor fasciae latae

這條肌肉的外形平整且細長，並由闊筋膜包覆。

闊筋膜張肌起於骨盆，從臀中肌前方高起，經過股骨大轉子前方，延伸至髂脛束。闊筋膜張肌無法主動完成動作，只能防止髖關節外旋，並讓腿部能筆直往前踏出。

起端・止端
起端…髂前上棘
止端…髂脛束
主要功能
固定髖關節、髖關節屈曲、內旋或外展

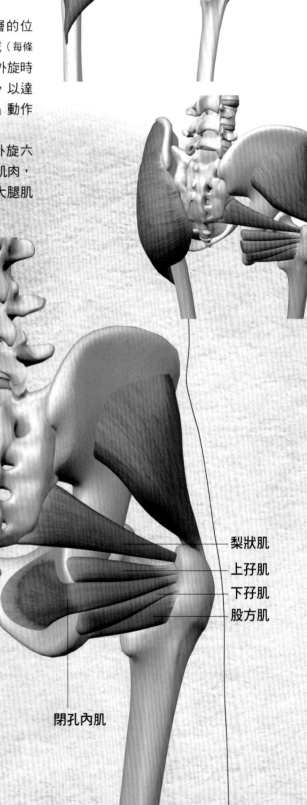

迴旋肌群
位於深層，能使髖關節外旋

　　骨盆外的肌群之一，位於比臀肌更深層的位置，由連接骨盆及股骨的數條小肌肉所組成（每條肌肉的附著處略有不同）；這些肌肉皆於髖關節外旋時發揮作用。迴旋肌群各自執行自己的工作，以達到控制下肢、骨盆的效果，功能與「製造」動作的臀部肌群不同。

　　迴旋肌群加上閉孔外肌有時會稱為「外旋六肌」，不過本單元僅介紹位於腹肌肌群中的肌肉，所以只列出5條肌肉，至於閉孔外肌則於大腿肌肉單元中進行說明。

梨狀肌

上孖肌

下孖肌

股方肌

閉孔內肌

梨狀肌 Piriformis

髖關節外旋肌群中比較大條的肌肉，因形狀類似西洋梨而得名。
從薦骨處與股骨連結，站立時能使髖關節外展，坐著時則能讓髖關節外旋。
此外，梨狀肌也能與臀肌一起維持骨盆的穩定。
人體最大的神經——坐骨神經就是從梨狀肌下方通過。
起端·止端
起端…薦骨前方
止端…大轉子前端的內側面
主要功能
站立時能使髖關節外旋或外展，讓骨盆後傾

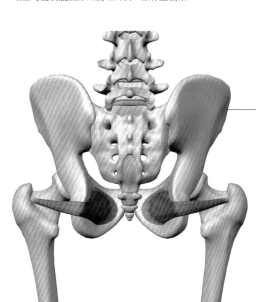

閉孔內肌 Obturatorius internus

與臀大肌、股方肌同為髖關節上的強力外旋肌。
這條肌肉起於髖骨閉孔周圍及閉孔膜上，因而得到「閉孔肌」的稱號。閉孔內肌連結髖骨、股骨，能協助其他髖關節外旋肌群在髖關節外旋時發揮作用。提肛肌（骨盆底的肌肉）起於閉孔內肌的腱膜（也就是提肛肌腱弓）中間處。
起端·止端
起端…髖骨閉孔膜與其周圍
止端…大轉子（股骨轉子窩）
主要功能
髖關節外旋

上孖肌 Gemellus superior
下孖肌 Gemellus inferior

上孖肌、下孖肌都是較小的肌肉，分別從上下包夾閉孔肌。
其主要功能是幫助閉孔內肌動作，若就附著部位與機能來看，也可以將它們視為閉孔內肌的一部分。有些人天生就缺乏兩者其中之一，甚至也有人這兩條肌肉全都沒有。
起端·止端
起端…坐骨棘（上孖肌）、坐骨結節（下孖肌）
止端…閉孔內肌肌腱與股骨轉子窩
主要功能
髖關節外旋

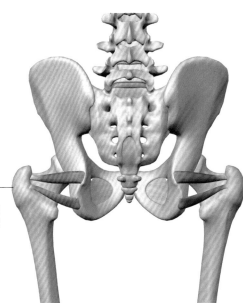

股方肌 Quadratus femoris

連結髖骨的坐骨結節到股骨間的肌肉，由於其呈四角形的緣故所以稱為股方肌。在髖關節外旋肌群中，屬於較具厚度的肌肉，因此力量也較強。
起端·止端
起端…坐骨結節
止端…大轉子（轉子間嵴）
主要功能
髖關節外旋，亦具有內收作用

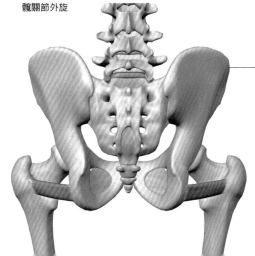

第1章 構成骨盆的骨骼

第2章 構成骨盆的肌肉

第3章 骨盆的動作

第4章 常見的疑問與誤解

第5章 骨盆調整運動

第6章 骨盆調整運動依目的分類

前側
提起雙腿、彎曲膝蓋時用到的肌群

　　大腿肌肉可分為前、內、後3部份，前側肌肉又可分成股四頭肌和縫匠肌。

　　股四頭肌是由4塊肌肉所組成，力量極大；4塊肌肉中只有股直肌附著於骨盆。大腿前側的肌肉能夠與髂腰肌一起彎曲髖關節，抬起腿部，而這些肌肉也有部份延伸至膝關節，所以也同時具有彎曲、伸展膝蓋的功能。

股直肌 ─────────

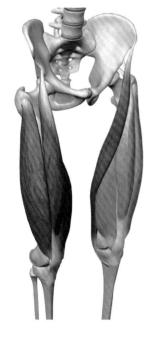

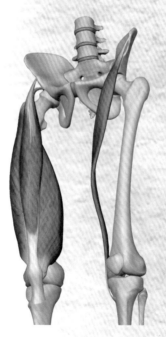

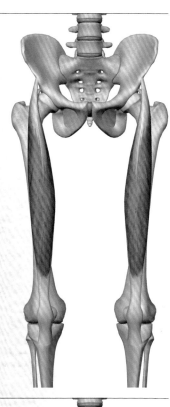

股直肌 Rectus femoris

股直肌與股外側肌、股內側肌、股中間肌一同組成股四頭肌，而當中只有股直肌起於骨盆和。

橫跨了髖關節和膝關節的股直肌能與其他的股四頭肌一起動作，讓彎曲的膝關節伸展開來。

起端・止端

起端…髂前下棘（股直肌直頭）以及髖臼上緣（股直肌反折頭）

止端…股直肌為股四頭肌共同肌腱，越過髕骨，形成膝蓋韌帶，最後止於脛骨粗隆。

主要功能

屈曲髖關節、伸展膝關節

縫匠肌

縫匠肌
Sartorius

從骨盆往膝蓋內側延伸的長條形帶狀肌肉，斜切過大腿，止端為鵝足※。

能使髖關節屈曲，同時也可以讓髖關節往外打開與迴旋。是身體中最長的肌肉。

起端・止端

起端…髂前上棘

止端…脛骨粗隆內側（淺鵝足）、小腿筋膜

主要功能

髖關節屈曲（前傾）或外旋、屈曲膝關節、固定膝關節的位置

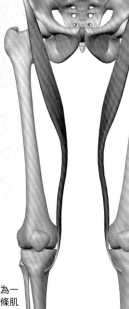

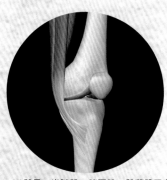

※鵝足…半腱肌、縫匠肌、股薄肌三者合而為一所形成的肌腱，附著於膝蓋內側。由於3條肌腱的形狀類似鵝的足部，因而得名。淺鵝足是相對於深鵝足（半腱肌的止端肌腱）的稱呼。

第1章 構成骨骼的骨骼

第2章 構成骨盆的肌肉

第3章 骨盆的動作

第4章 常見的疑問與誤解

第5章 骨盆調整運動

第6章 骨盆調整運動依目的分類

大腿肌肉
後側
主要功能為彎曲膝蓋，也能伸展髖關節

在大腿後側的肌肉中，股二頭肌長頭、半膜肌、半腱肌合稱為「膕旁肌」，負責把腿部往後拉、彎曲膝蓋等動作。

跑步、跳躍時也會用到大腿後側肌群，劇烈的運動以可能造成此處肌肉的損傷。

當膝蓋固定時，這個肌群會產生力量讓骨盆往後方傾斜。

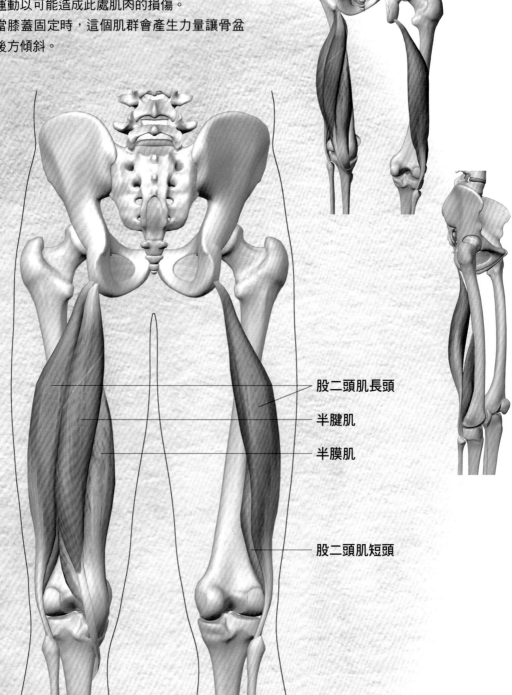

股二頭肌長頭

半腱肌

半膜肌

股二頭肌短頭

股二頭肌長頭
Biceps Femoris；Caput longum

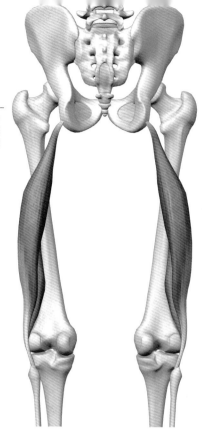

如同其名，股「二頭」肌的起端可分為長頭、短頭，而當中只有長頭起於骨盆；而不論長頭、短頭，止端都位於同一個肌腱上。股二頭肌長頭、短頭會一起作用，是膝關節上唯一的外旋肌。

起端・止端
起端…坐骨結節（半腱肌與長頭、短頭）
止端…腓骨頭、小腿筋膜
主要功能
髖關節伸展（後傾）、膝關節屈曲或外旋

半腱肌
Semitendinosus

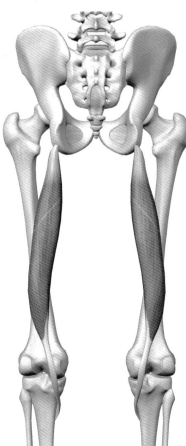

起於坐骨結節，一直延伸到膝蓋內側。
止端部份與縫匠肌、股薄肌一起構成「鵝足」。若遭受激烈撞擊，有可能導致肌肉斷裂。
主要作用為髖關節伸展、膝關節的屈曲或外旋，另外在大腿固定時，半腱肌也能幫助骨盆保持直立。

起端・止端
起端…坐骨結節（股二頭肌長頭、短頭）
止端…脛骨粗隆內側（淺鵝足）
主要功能
髖關節伸展、膝關節屈曲或內旋

半膜肌
Semimembranosus

被半腱肌覆蓋、呈現扁平狀的肌肉，起於坐骨結節，延伸至膝蓋內側。上半部由廣闊的腱膜構成，因而得名。半膜肌的作用與半腱肌類似，主要能使膝蓋彎曲。大腿固定時，半膜肌也能幫助骨盆保持直立。

起端・止端
起端…坐骨結節
止端…脛骨內側（深鵝足）
主要功能
髖關節伸展、膝關節屈曲或內旋

第1章 構成骨骼的骨骼
第2章 構成骨盆的肌肉
第3章 骨盆的動作
第4章 常見的疑問與誤解
第5章 骨盆調整運動
第6章 骨盆調整運動依目的分類

大腿肌肉
內側

能將髖關節往內側拉攏，使骨盆保持穩定

　　大部分的內收肌群大多起始於骨盆下方的恥骨上枝、恥骨下枝、坐骨枝、坐骨結節等部位，並附著於股骨上。

　　此部份的肌肉在動作時，能使髖關節內收，讓骨盆保持安定，不會因為腿部的動作而往外移。

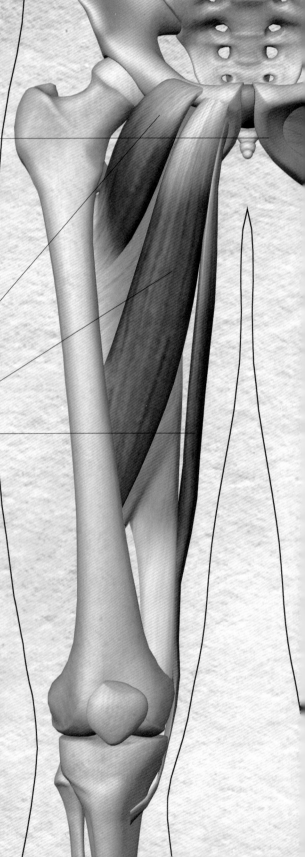

恥骨肌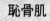

內收長肌

股薄肌

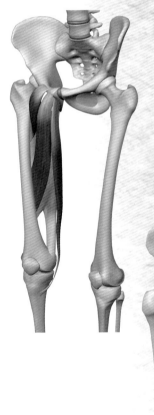

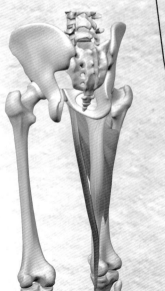

恥骨肌 Pectineus

起始自恥骨梳與恥骨筋膜，止於大腿上方的恥骨肌線（Pectineal line），是外表呈扁平狀的方形肌肉。
可使髖關節屈曲、內收，與髂腰肌一起構成股三角[※]的底部。

起端・止端
起端…恥骨梳
止端…股骨的恥骨肌線、股骨粗線的前段
主要功能
髖關節屈曲（前傾）、內收、些微的外旋作用

※股三角…由內收長肌、縫匠肌、腹股溝韌帶所構成，又稱為史卡巴氏三角（Scarpa's Triangle）。

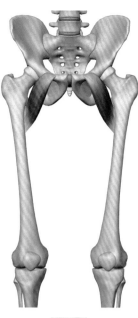

內收長肌 Adductor longus

內收肌群之一，能使髖關節往內側方向收。
是具有強大力量的起端肌腱，始於恥骨結節下方，往外側下方延伸，連接恥骨肌內側。止端肌腱則止於股骨粗線內唇的1/3處，是股三角的其中一邊。

起端・止端
起端…恥骨上枝、恥骨聯合
止端…股骨粗線內唇中1/3處
主要功能
髖關節外展與外旋

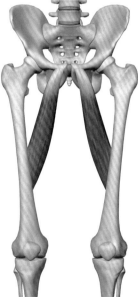

股薄肌 Gracilis

位於大腿內側最裡面的肌肉，呈細長帶狀。
是內收肌群中唯一跨越2個關節的雙關節肌，它能使髖關節內收，同時也與膝關節的動作有關。伸展膝蓋時，股薄肌會讓髖關節彎曲，相反地，彎曲膝蓋時則能使髖關節內旋。
股薄肌的止端肌腱與半腱肌、縫匠肌的止端腱一同構成鵝足。

起端・止端
起端…恥骨下枝
止端…脛骨粗隆內側（鵝足）
主要功能
髖關節內收、膝關節屈曲或內旋

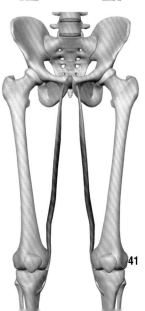

第1章 構成骨盆的骨骼
第2章 構成骨盆的肌肉
第3章 骨盆的動作
第4章 常見的疑問與誤解
第5章 骨盆調整運動
第6章 骨盆調整運動依目的分類

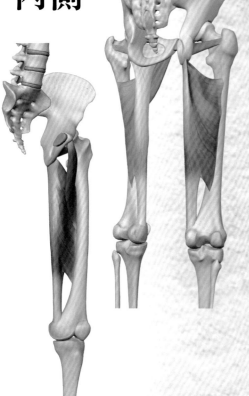

閉孔外肌

內收小肌

內收大肌

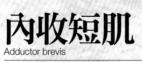

內收短肌
Adductor brevis

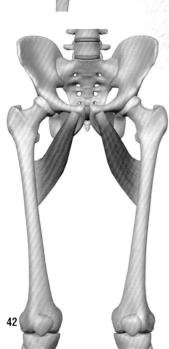

內收短肌全體都被恥骨肌、內收長肌所覆蓋，
且與內收大肌的關係非常密切。
起端是始於恥骨下枝下方的為短肌腱，往外側
下方延伸；止端則於恥骨肌線下半與股骨粗線
內側唇處。內收短肌在髖關節內收時發揮作
用。

起端・止端
起端…恥骨下枝
止端…股骨粗線內側唇上⅓處
主要功能
髖關節內收或外旋、些微的屈曲作用

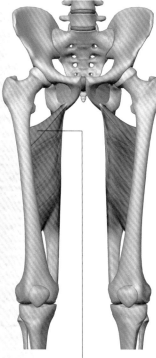

內收大肌
Adductor magnus

可使髖關節內收，為內收肌群中最大、力量最強的肌肉。

起端位於骨盆（包括恥骨下枝、坐骨枝、坐骨結節），可分為前、後2層，整體往股骨的方向延伸成扇形。

平常隨時都在進行讓股骨內收的工作，當髖關節彎曲時，前面的肌束就會使髖關節內收，而當髖關節伸展時，則由後面的肌束進行內收。

起端・止端
起端…恥骨下枝、坐骨枝前方、坐骨結節
止端…扇狀肌束大部分終止於股骨粗線內側。其他部份則構成肌腱，止於股骨的內上髁。

主要功能
髖關節內收、粗股止端部負責外旋、內收肌結節止端負責下肢外旋，彎曲時則使下肢內旋

內收短肌

內收小肌
Adductor minimus

內收小肌為內收大肌上方獨立出來的肌束，有時候不會特別將它細分出來討論。內收小肌的工作就是幫助內收大肌，進行髖關節的內收。

起端・止端
起端…恥骨下枝、起於內收大肌最前方（最上方）
止端…股骨粗線內側唇上

主要功能
髖關節內收

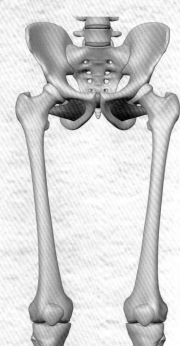

閉孔外肌
Obturatorius externus

大腿內側肌群大部分都是內收肌群，不過閉孔外肌卻是屬於「外旋六肌」之一，能使髖關節外旋。

閉孔外肌位於比恥骨肌更深層的地方，覆蓋著閉孔（閉孔因閉孔膜的作用呈現封閉狀態）的外側；另外，覆蓋閉孔內側的則為閉孔內肌。

起端・止端
起端…閉孔膜外面與其週邊
止端…轉子窩、髖關節囊

主要功能
髖關節外旋、些微的內收作用

第1章 構成骨架的骨骼

第2章 構成骨盆的肌肉

第3章 骨盆的動作

第4章 常見的疑問與誤解

第5章 骨盆調整運動

第6章 骨盆調整運動依目的分類

淺層──闊背肌

背部最大的肌肉，藉由薦骨與骨盆肌肉共同作用

背部肌肉可分成：接近皮膚的表層部份與靠近骨骼的深層部份。

表層部份的肌肉稱為背淺肌，由斜方肌、菱形肌、提肩胛肌與闊背肌組成；當中闊背肌與骨盆的關係尤為密切。

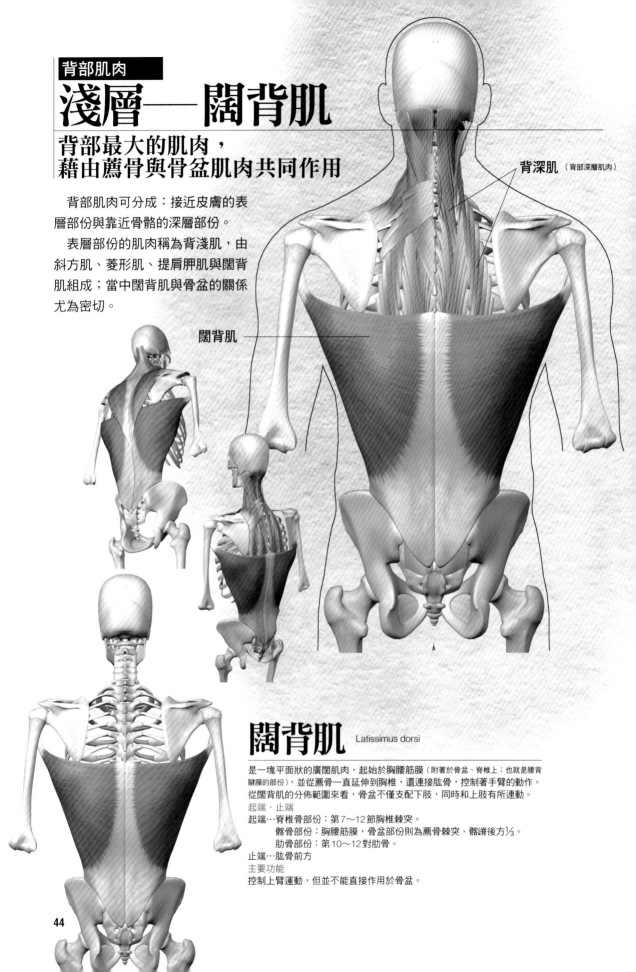

背深肌（背部深層肌肉）

闊背肌

闊背肌 Latissimus dorsi

是一塊平面狀的廣闊肌肉，起始於胸腰筋膜（附著於骨盆、脊椎上；也就是腰背腱膜的部份），並從薦骨一直延伸到胸椎，還連接肱骨，控制著手臂的動作。從闊背肌的分佈範圍來看，骨盆不僅支配下肢，同時和上肢有所連動。

起端‧止端

起端…脊椎骨部份：第7～12節胸椎棘突。
　　　髂骨部份：胸腰筋膜，骨盆部份則為薦骨棘突、髂嵴後方⅓。
　　　肋骨部份：第10～12對肋骨。

止端…肱骨前方

主要功能

控制上臂運動，但並不能直接作用於骨盆。

第1章 構成骨骼的骨骼
第2章 構成骨盆的肌肉
第3章 骨盆的動作
第4章 常見的疑問與誤解
第5章 骨盆調整運動
第6章 骨盆調整運動依目的分類

背部肌肉
深層──豎棘肌群

背深肌為通過脊椎兩側的肌群，是保持姿勢的重要功臣

背深肌位於背部深層處，一般又稱為背肌的「固有層」。

固有層的肌肉以脊椎骨的橫突為分界，分為外、內兩部份；通過脊椎骨橫突外側且又長、又大的肌群為「豎棘肌群」，沿著內側生長的短小肌群則為「橫突棘肌群」。

如同其名，豎棘肌群能使脊椎保持「豎立」狀態，而進一步細分又可以分為髂肋肌、最長肌以及棘肌。以下就為各位介紹附著於骨盆的豎棘肌群。

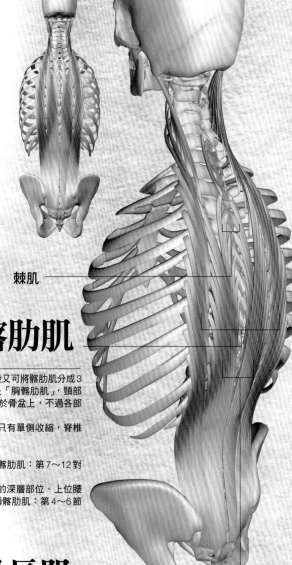

棘肌

豎棘肌群／髂肋肌
Iliocostalis

顧名思義，這條肌肉連接了髂骨、肋骨，而一般又可將髂肋肌分成3個部份，位於腰部就稱為「腰髂肋肌」，胸部是「胸髂肋肌」，頸部則為「頸髂肋肌」。雖然當中只有腰髂肋肌附著於骨盆上，不過各部份能透過肌腱連結進而共同作用。

左右的肌肉同時收縮，脊椎就會伸展；而若是只有單側收縮，脊椎就會往收縮的那一側彎曲。

起端・止端
起端…腰髂肋肌：薦骨、髂嵴、腰髂筋膜。胸髂肋肌：第7～12對
　　　肋骨。頸髂肋肌：第3～7對肋骨。
止端…腰髂肋肌：第6～12對肋骨、腰髂筋膜的深層部位、上位腰
　　　椎椎體。胸髂肋肌：第1～6對肋骨。頸髂肋肌：第4～6節
　　　頸椎的橫突處。
主要功能
脊椎伸展（兩側收縮）、脊椎單側屈曲（單側收縮）

豎棘肌群／最長肌
Longissimus

就像它的名稱一樣，最長肌是一條很長的肌肉，它通過髂肋肌內側，可分為3個部份：胸部為「胸最長肌」，頸部是「頸最長肌」，頭部則為「頭最長肌」；雖然當中只有胸最長肌附著於骨盆，不過各部份能透過肌腱連結進而共同作用。最長肌左右同時收縮，脊椎就會舒展；單側收縮，則脊椎就會往該側屈曲。另外，頭最長肌也具有使骨骼迴旋的功能。

起端・止端
起端…胸最長肌：薦骨、髂嵴、腰椎的棘突、下位胸椎椎體的橫突。
　　　頸最長肌：第1～6節胸椎的橫突。
　　　頭最長肌：第4～7節頸椎的橫突與關節橫突。
止端…胸最長肌：第2～12對肋骨、腰椎的肋骨突、胸椎的橫突。
　　　頸最長肌：第2～5節頸椎的橫突。
　　　頭最長肌：顳骨的乳突部。
主要功能
脊椎伸展（兩側收縮）、脊椎單側屈曲（單側收縮）

深層──橫突棘肌群
位於豎棘肌群內側深層的肌群

位於背部深處的橫突棘肌群，可細分為：半棘肌、迴旋肌、多裂肌，當中只有多裂肌附著在骨盆上。

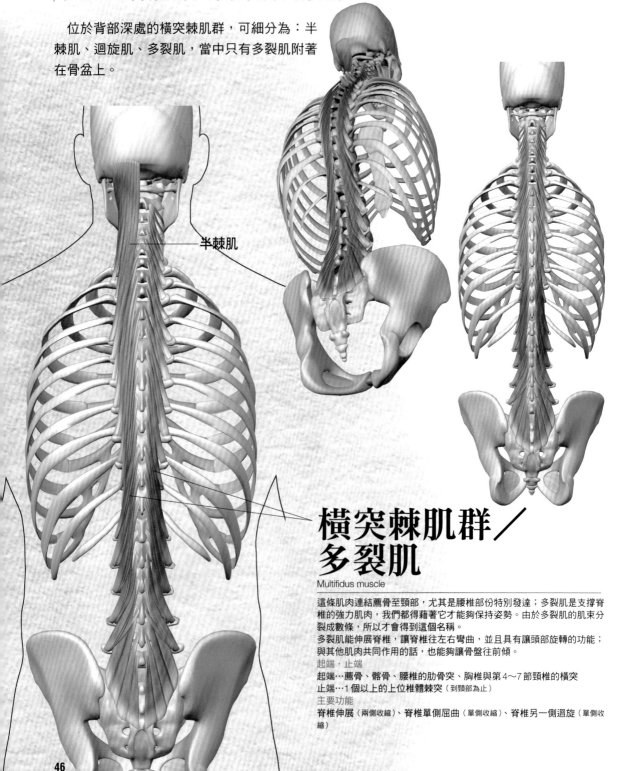

半棘肌

橫突棘肌群／
多裂肌
Multifidus muscle

這條肌肉連結薦骨至頸部，尤其是腰椎部份特別發達；多裂肌是支撐脊椎的強力肌肉，我們都得藉著它才能夠保持姿勢。由於多裂肌的肌束分裂成數條，所以才會得到這個名稱。
多裂肌能伸展脊椎，讓脊椎往左右彎曲，並且具有讓頭部旋轉的功能；與其他肌肉共同作用的話，也能夠讓骨盤往前傾。
起端．止端
起端…薦骨、髂骨、腰椎的肋骨突、胸椎與第4〜7節頸椎的橫突
止端…1個以上的上位椎體棘突（到頸部為止）
主要功能
脊椎伸展（兩側收縮）、脊椎單側屈曲（單側收縮）、脊椎另一側迴旋（單側收縮）

第1章 構成骨系的骨骼
第2章 構成骨盆的肌肉
第3章 骨盆的動作
第4章 常見的疑問與誤解
第5章 骨盆調整運動
第6章 骨盆調整運動依目的分類

腹部肌肉
上腹‧下腹肌群

腹肌能讓軀幹運動
還能固定住骨盆

　　腹肌連結了肋骨與骨盆，與背部的固有層肌肉共同作用還能使軀幹運動。此外，當上半身固定不動時，腹肌也能讓骨盆動作。

　　相對於起端在骨盆的其他肌肉，腹直肌、腹外斜肌則是止端在骨盆的肌肉。

　　除了下面所介紹的腹部肌肉外，還有一條名為「錐狀肌」的肌肉，能夠補助腹直肌的動作。

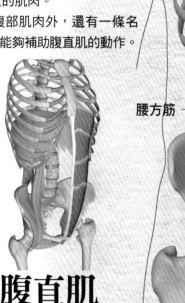

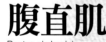

腰方筋 ——　　　　　　　　　　—— 腹直肌

腹直肌
Rectus abdominis

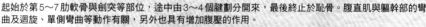

起始於第5～7肋軟骨與劍突等部位，途中由3～4個腱劃分開來，最後終止於恥骨。腹直肌與軀幹部的彎曲及迴旋、單側彎曲等動作有關，另外也具有增加腹壓的作用。
當骨盆與上半身共同作用時，本身為作用肌的腹直肌也能發揮作用。腹直肌也能夠從前側固定骨盆。
起端‧止端
起端…第5～7肋軟骨、胸骨的劍突／恥骨（恥骨結節與恥骨聯合之間）
止端…恥骨（恥骨結節與恥骨聯合之間）／第5～7肋軟骨、胸骨的劍突
※關於腹直肌的起端、止端，各家說法不一，英美體系與德國體系對於起端、止端的看法完全相反。在日本，兩種說法都有人採納，而台灣一般則採取「起端為恥骨，止端為肋軟骨」的說法。
主要功能
腰椎前屈、提起骨盆前緣、增加腹壓

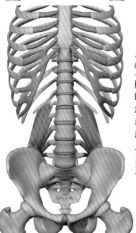

腰方肌
Quadratus lumborum

腰方肌貼在骨盆、肋骨之間，是一塊構成腹腔後壁的長方形肌肉。腰方肌通過腰椎的兩邊外側，單側作用時腰椎就會往該側彎曲，兩側一同作用時則能讓身體往後傾倒。若擔任協同肌角色時，能夠使骨盆往前傾斜。
起端‧止端
起端…髂嵴
止端…第12對肋骨、腰椎的肋骨突
主要功能
單側作用能使軀幹往該側彎曲、兩側作用時能增加腹壓

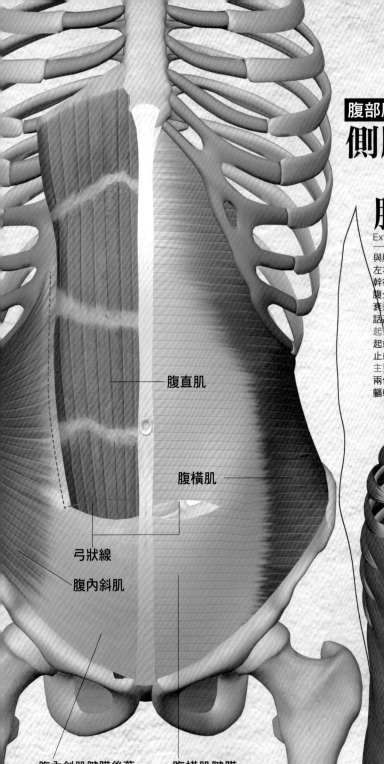

側腹肌

腹外斜肌
External oblique

與腹內斜肌共同作用，將肋骨往下拉、彎曲軀幹。
左右兩側一同作用能讓軀幹筆直彎曲，單側作用則會讓軀幹往斜向倒；當胸部固定時，腹外斜肌能使骨盆往後傾。
腹外斜肌的筋膜構成鼠蹊管管壁，因此若是腹外斜肌肌力衰退，筋膜的壓力就會變弱，造成腸道往外擠壓，嚴重的話甚至會引起腹股溝疝氣（俗稱鼠蹊部疝氣、脫腸）。

起端・止端
起端…第5～12對肋骨外側面
止端…腹直肌鞘前葉、白線

主要功能
兩側一起動作可使軀幹前屈、增加腹壓，單側動作則能讓軀幹往該側彎曲，同時朝相反方向旋轉（迴旋）。

腹直肌

腹橫肌

弓狀線

腹內斜肌

腹內斜肌腱膜後葉　　腹橫肌腱膜

腹外斜肌

腹外斜肌腱膜

腹直肌

腹內斜肌

腹內斜肌腱膜後葉

※圖片左側為弓狀線上方腹直肌鞘前葉；位在弓狀線下方的，則是腹直肌的腹內斜肌腱膜後葉，以及腹橫肌腱膜後方。右側則更進一步描繪了腹內斜肌腱膜與腹直肌。

※圖片右側為弓狀線上方腹直肌鞘前葉；位在弓狀線下方的，則是腹直肌的腹內斜肌腱膜後葉，還有腹橫肌腱膜後方。

第1章 構成骨盆的骨骼

第2章 構成骨盆的肌肉

第3章 骨盆的動作

第4章 常見的疑問與誤解

第5章 骨盆調整運動

第6章 骨盆調整運動依目的分類

腹內斜肌
Internal oblique

與腹外斜肌協同作用，把肋骨往下拉，並且也能彎曲
軀幹；迴旋胸部時，腹內斜肌亦能發揮拉抬骨盆的功
能。

起端・止端

起端…胸腰筋膜的後葉、髂嵴中線、髂前上棘、腹股
溝韌帶外側1/2處

止端…上方：第10～12對肋骨下緣。
中間：腹直肌鞘前、後葉、白線。
下方：最下方的肌束通過鼠蹊管，在男性身體
中會繼續往下延伸，構成提睪肌。

主要功能

兩側皆作用時，能夠讓軀幹前屈、增加腹壓。單側作
用則能使軀幹往該側彎曲，並往該側旋轉

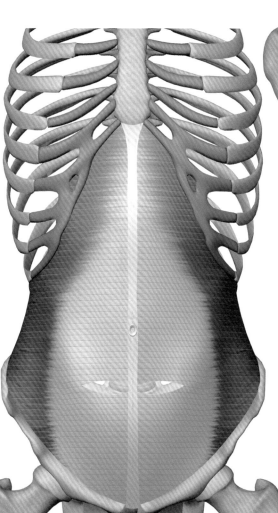

腹橫肌
Transversus abdominis

這塊肌肉的位置比腹內斜肌更裡面，是腹壁的最內層。由
於這塊肌肉的走向為橫向，不僅能在軀幹動作上發生作
用，也能增加腹壓。腹橫肌與腹內斜肌、腹外斜肌都是創
造腰部曲線的肌肉。

起端・止端

起端…第7～12肋軟骨、胸腰筋膜、腹股溝韌帶、髂嵴
止端…腹直肌鞘的後葉、白線

主要功能

兩側共同作用能增加腹壓。單側作用時，能使軀幹往該側
迴轉

49

骨盆底的肌肉

覆蓋骨盆底的2層肌肉

此處的肌肉一般稱為骨盆底肌群，是從英文「Pelvic floor muscles」直譯而來，解剖學用語則稱這個部份為「會陰」。

連接左右兩邊坐骨結節的直線，將骨盆底分為前、後兩個三角形區塊，有泌尿生殖器的前半部稱為「泌尿生殖三角」；而肛門所在的後半部則稱為「肛門三角」。

「泌尿生殖膈」與「骨盆隔膜」讓泌尿生殖三角形成封閉狀；肛門三角也因為骨盆隔膜而呈現封閉形式。另外，骨盆內的肌肉也分為好幾層：其中最深處的代表肌肉為提肛肌裡的懸吊狀肌肉；而最外層則有8字狀的擴約肌，控制尿道、陰道、肛門等出口的開閉。

由於男性、女性的生殖器形狀不同，所以骨盆底的肌肉也有所差異。

男性在縮緊肛門時，括約肌也會共同作用，使尿道收緊；而女性因為有陰道構造，所以即使收縮肛門，尿道也不會跟著縮緊。一般認為，因為上述構造上的差別，使得女性較容易產生尿失禁（漏尿）。

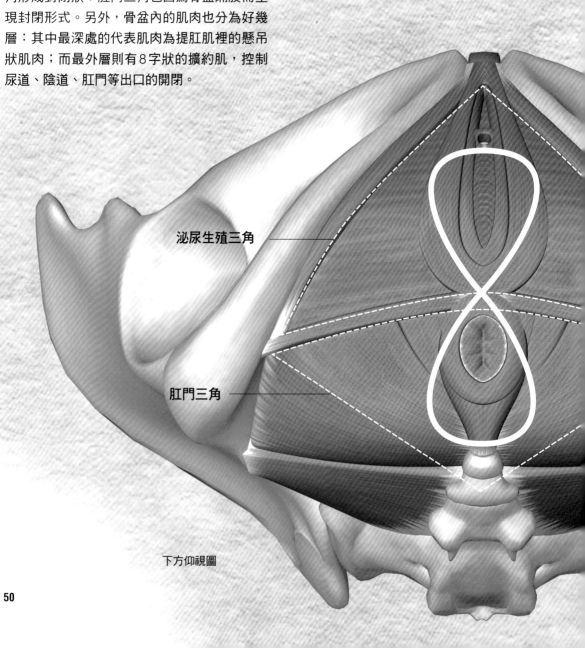

泌尿生殖三角

肛門三角

下方仰視圖

上方俯瞰圖

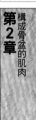

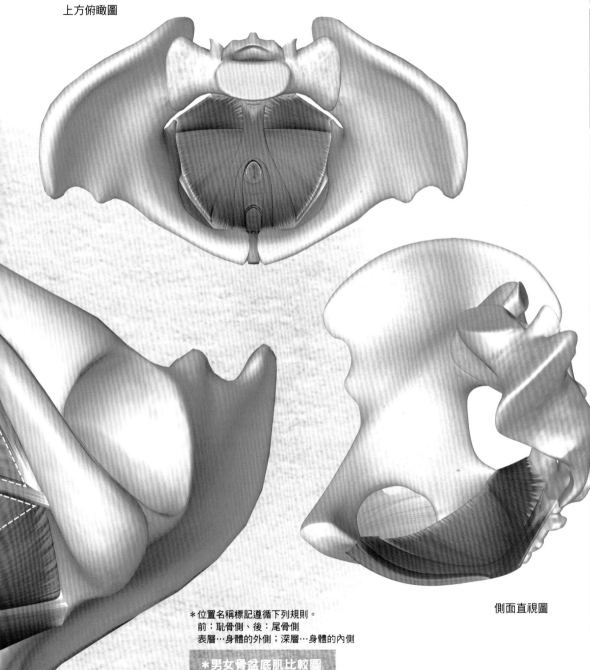

＊位置名稱標記遵循下列規則。
　前：恥骨側、後：尾骨側
　表層…身體的外側；深層…身體的內側

側面直視圖

＊男女骨盆底肌比較圖
　請參考拉頁。

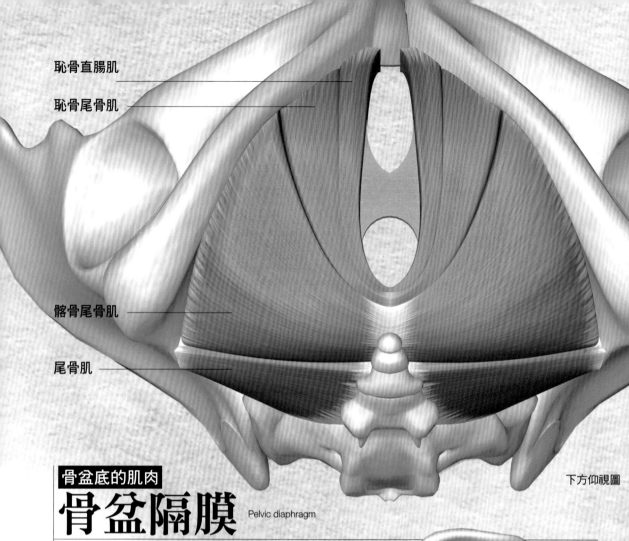

恥骨直腸肌

恥骨尾骨肌

髂骨尾骨肌

尾骨肌

下方仰視圖

骨盆隔膜 Pelvic diaphragm

拉抬骨盆底部的強韌組織

　　骨盆底的肌肉，位於稱作「隔膜」的軟組織中；骨盆隔膜、括約肌、勃起肌等肌肉讓骨盆底的下方開口呈現閉鎖狀態。

　　「骨盆隔膜」是位於骨盆底的隔膜之一，由提肛肌、尾骨肌組成，以漏斗狀的方式包覆著骨盆底（前方包覆至恥骨，後方到達尾骨，左右延伸至骨盆壁）；在肛門管、尿道兩處有開口，女性的話，還會多一個陰道開口。

　　上述肌肉各自發揮作用，使得骨盆隔膜具有將骨盆底部往上（身體內側）拉抬的功能。

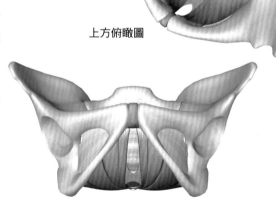

上方俯瞰圖

前方直視圖

提肛肌
Levator ani

提肛肌是一塊大塊的肌肉，由3塊肌肉：恥骨直腸肌、恥骨尾骨肌、髂骨尾骨肌所組成，其形狀就像吊床一樣，包覆著骨盆骨盆底。提肛肌除了能夠支撐內臟外，在排便時也能夠將肛門往上提起。

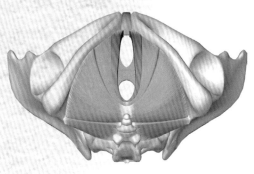

恥骨直腸肌
Puborectalis

起於恥骨結節兩側的恥骨上枝，止於肛門外擴約肌。恥骨直腸肌具有抑制排便的作用，能幫助肛門外擴約肌維持肛門的緊閉狀態。
起端・止端
起端…恥骨（左右側的恥骨上肢）
止端…肛門外擴約肌
主要功能
支撐骨盆內臟。拉抬骨盆底部

恥骨尾骨肌
Pubococcygeus

起於恥骨，止處則落在：尾骨、尿道、直腸、會陰中心腱、肛尾韌帶（從肛門到達尾骨的細纖維束）。
恥骨尾骨肌能夠支撐內臟，讓它們維持在固定位置。過度換氣、咳嗽、嘔吐、排尿、排便，會使恥骨尾骨肌鬆弛，抑制腹腔內壓力上升。如果情緒緊張，恥骨尾骨肌則會緊密地貼合到尾骨、恥骨之間。
起端・止端
起端…恥骨（恥骨直腸肌起端的外側）
止端…肛尾韌帶、尾骨
主要功能
支撐骨盆內臟。拉提骨盆底部

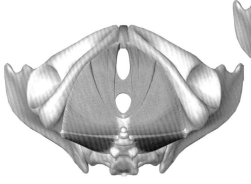

尾骨肌
Coccygues

位於提肛肌的後方，是支撐骨盆底部的重要肌肉。正如其名，尾骨肌附著於尾骨上，四腳站立的動物就是透過這塊肌肉來搖動尾部的。人類由於沒有尾巴，所以尾骨肌負責與提肛肌一起支撐內臟，並且協助排尿、排便。
起端・止端
起端…坐骨棘
止端…尾骨的外側邊緣
主要功能
支撐內臟。幫助排尿、排便。牢牢地將尾骨往前方拉

髂骨尾骨肌
Iliococcygeus

起於坐骨棘，止於尾骨，作用與恥骨尾骨肌相同。
起端・止端
起端…閉孔內肌筋膜（以及提肛肌）的腱弓
止端…肛尾韌帶、尾骨
主要功能
支撐骨盆內臟。拉提骨盆底部

第1章 構成骨骼的骨骼
第2章 構成骨盆的肌肉
第3章 骨盆的動作
第4章 常見的疑問與誤解
第5章 骨盆調整運動
第6章 骨盆調整運動依目的分類

泌尿生殖膈

Urogenital diaphragm;
Perineal membrane

這個三角的肌肉張力
支撐著人體的泌尿生殖器

　　骨盆底部除了骨盆隔膜外，另一個隔膜就是「泌尿生殖膈」。

　　泌尿生殖膈的位置比骨盆隔膜更下方（表層），從前方的恥骨聯合往左右的坐骨結節延展，形成一塊三角形的隔膜，讓泌尿生殖三角呈現閉鎖狀態。

　　泌尿生殖膈中有會陰深橫肌、會陰淺橫肌。一般而言，這些肌肉的收縮很難由意識控制，只能由身體來控制其伸展所產生的張力作用。若這些肌肉伸展過度的話，反而會失去發揮效果，造成尿失禁、生殖器脫垂。

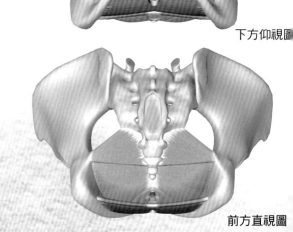

下方仰視圖

前方直視圖

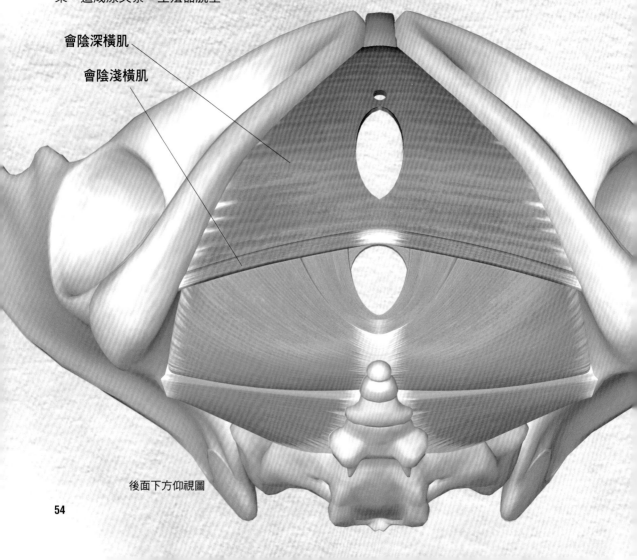

會陰深橫肌

會陰淺橫肌

後面下方仰視圖

第1章 構成骨盆的骨骼

第2章 構成骨盆的肌肉

第3章 骨盆的動作

第4章 常見的疑問與誤解

第5章 骨盆調整運動

第6章 骨盆調整運動依目的分類

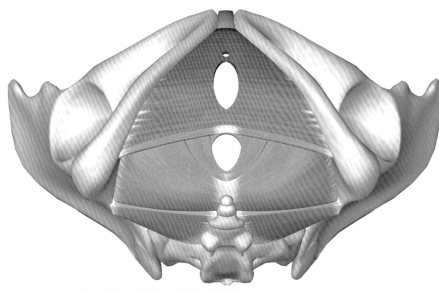

會陰深橫肌 Deep transverse perineal

位於會陰淺橫肌的深層處，呈三角形，構成泌尿生殖膈的底邊部份。
從左右通過骨盆底部，像是吊床般地拉伸肌肉，控制泌尿生殖器（尿道、陰道、前列腺）的開口部位。

起端・止端
起端…恥骨下枝、坐骨枝
止端…陰道壁或前列腺壁，隔膜的中心腱

主要功能
產生張力的同時，亦支撐著骨盆底部

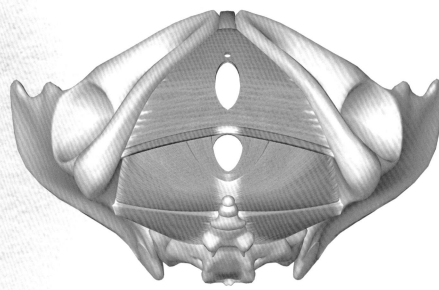

會陰淺橫肌 Superficial transverse perineal

位於會陰深橫肌的表層處，呈現三角形，構成泌尿生殖膈的底邊部份。
會陰淺橫肌延展、貼合在左右坐骨枝之間，能產生支撐骨盆底部的張力。會陰淺橫正中央的部份稱為會陰中心腱。

起端・止端
起端…坐骨枝
止端…隔膜的中心腱

主要功能
產生張力的同時，亦支撐著骨盆底部

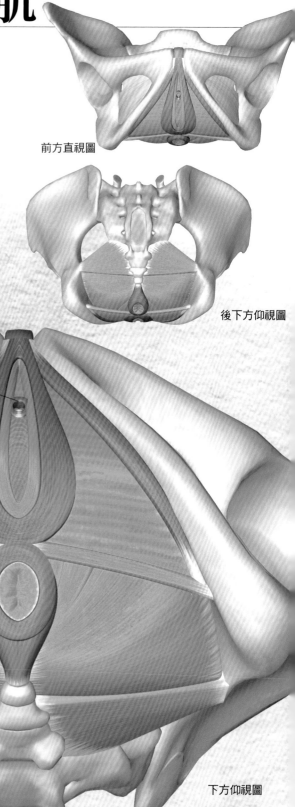

骨盆底的肌肉
括約肌・勃起肌
控制泌尿生殖器開口的肌肉

　　骨盆底部依照其機能可分為4個部份，除了前面介紹過的「骨盆隔膜」、「泌尿生殖隔」外，接著要談的2個部份為：直接控制泌尿生殖器開口處的「括約肌」、支持生殖機能的「勃起肌」。

　　括約肌的輪狀外形十分特殊，作用時輪狀構造會收緊；勃起肌則能完成排尿、射精、幫助勃起等工作。

前方直視圖

後下方仰視圖

尿道括約肌
坐骨海綿體肌
球海綿體肌

肛門外括約肌

下方仰視圖

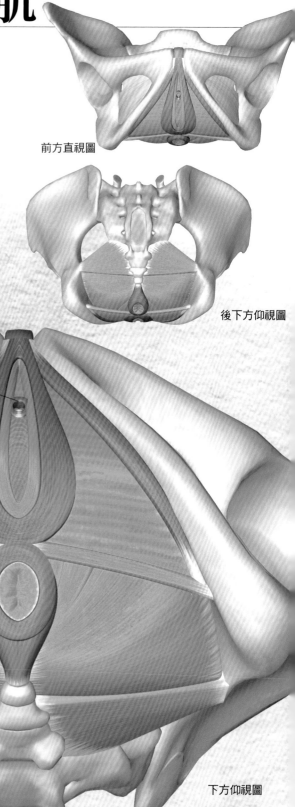

尿道括約肌
External anal sphincter

包圍著尿道出口的輪狀肌肉，位於比泌尿生殖隔更表層處，具有收緊尿動的作用。
起端・止端　—
主要功能
收緊尿道

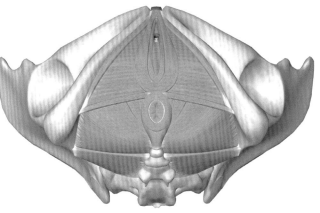

肛門外括約肌
Sphincter ani externus

這塊肌肉從會陰中心腱往後方肛尾韌帶延伸，以輪狀環繞肛門出口，與球海綿體肌一起形成8字型，並與球海綿體肌共同作用。
起端・止端　—
主要功能
收緊肛門

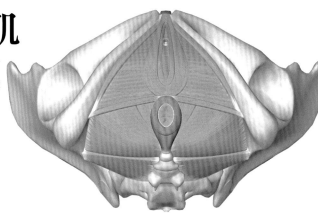

球海綿體肌
Bulbospongiosus

女性的球海綿體肌從會陰中心腱延伸至陰蒂；男性則由會陰中心腱開始生長至陰莖縫。球海綿體肌會與肛門外括約肌一起形成8字型，並與肛門外括約肌共同作用。
男性的球海綿體肌可控制尿液排出、射精、幫助勃起；女性則能收縮陰道口，幫助陰蒂勃起。
起端・止端　—
主要功能
女性：收緊陰道口。男性：包圍尿道海綿體。

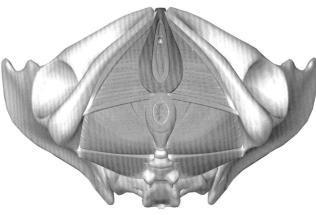

坐骨海綿體肌
Ischiocavernosus

沿著坐骨生長，在男性身上較為發達，女性則退化變得較細。
起端・止端
起端…坐骨枝
止端…陰莖腳或是陰蒂腳
主要功能
將血液打入陰莖海綿體或陰蒂海綿體中

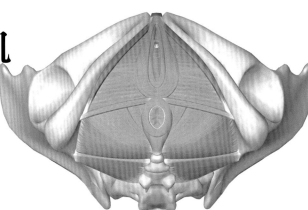

第1章　構成骨盆的骨骼
第2章　構成骨盆的肌肉
第3章　骨盆的動作
第4章　常見的疑問與誤解
第5章　骨盆調整運動
第6章　骨盆調整運動依目的分類

透過儀器來觀察骨盆底肌肉的動作

我和大學合作一起進行研究，所以有機會看到自己骨盆底肌肉的動作。我還記得觀察的當下，自己感受到一股像是重生般的興奮。我待在實驗台上，將力量集中到腹部、臀部，在觀察骨盆底動作的變化時，發現：「如果使力收緊骨盆底的會陰部份，恥骨直腸肌就會把膀胱往上壓，並同時往恥骨側滑動」，這些事情雖然我曾在課堂上聽過，也看過書本當中的圖片，但是親眼看到的動作影像，讓我頭一次真正領會到上述的道理。

「如果施加過度的腹壓，就會對骨盆底造成負擔」，我為了想知道這句話的真實性，於是就收緊骨盆底，直接對腹部施加壓力，沒想到骨盆底真的就被壓到下方了。我維持著收緊骨盆底的動作，5秒、10秒、沒有憋氣、20秒……，馬上就忍不住了。想要維持平時的呼吸並且維持收縮的狀態，真的非常困難！感覺上，會以為自己仍在用力地收緊骨盆底，但透過影像，卻能夠看到肌肉正慢慢地鬆弛。我終於明白，雖然說骨盆底部的肌肉是屬於隨意肌，但想要隨心隨意地控制這些肌肉，真的是要經年累月的訓練才行。

如果你想要自己親自體驗確認，在浴缸中進行會是個不錯的選擇，這樣就能輕鬆達到目的。將身體浸泡到水中，和緩、不用力地把雙腳張開，然後用手掌貼合骨盆底部；接著，將力量集中到肛門稍微靠近恥骨的地方，慢慢地、輕輕地收緊，如果手掌接收到一股陷入身體當中的感覺，那就表示成功了。到這裡為止還不太懂？沒關係，雖然我無法親身以影像示範給各位看，不過只要多加練習，集中心力，最後一定能明白文字當中敘述的內容！希望大家都能努力嘗試，更深刻地了解自己的身體。

（岡橋優子）

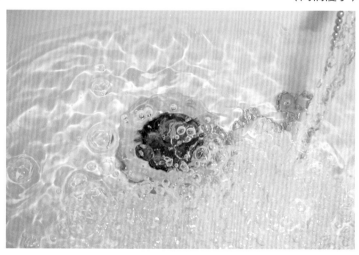

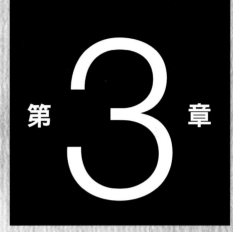

骨盆的動作

在瞭解骨盆的構造後，接下來便是瞭解骨盆的動作原理。
知道了骨盆的動作方式後，身體的感覺也會跟著改變。

骨盆是如何動作的？

骨盆到底是如何動作的？
下面，請一邊想著前面所學到的骨盆架構，一邊來看骨盆的運作方式。

骨盆的主要的動作为「固定」

骨盆位於身體的中央，因此其的主要工作為「支撐身體」，本身幾乎沒有「活躍的動作」。比如說，手臂、腿、脊椎等部位產生動作時，身體的重心位置會跟著改變，但骨盆卻仍保持固定的狀態，讓身體的姿勢得以維持。

骨盆就像是身體的「船錨」，雖然表面上看起來並沒有在動作，但其實骨盆隨時隨地都發揮了支持、固定的作用，讓四肢能順利地動作。

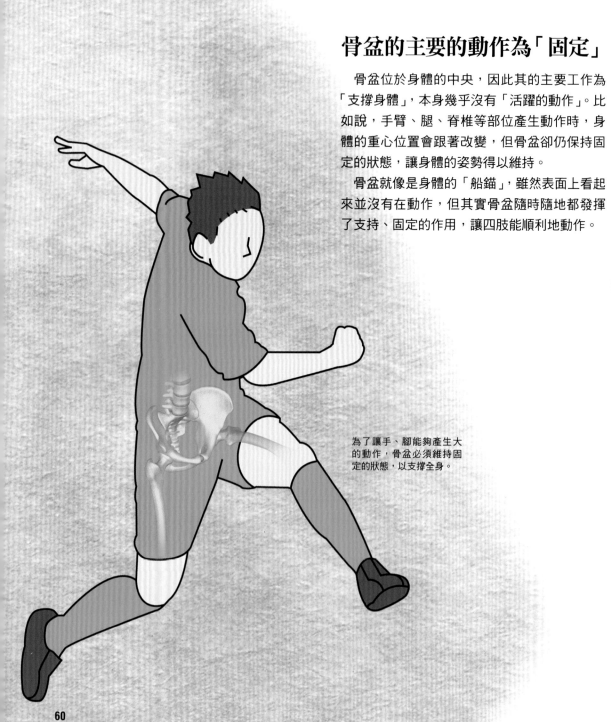

為了讓手、腳能夠產生大的動作，骨盆必須維持固定的狀態，以支撐全身。

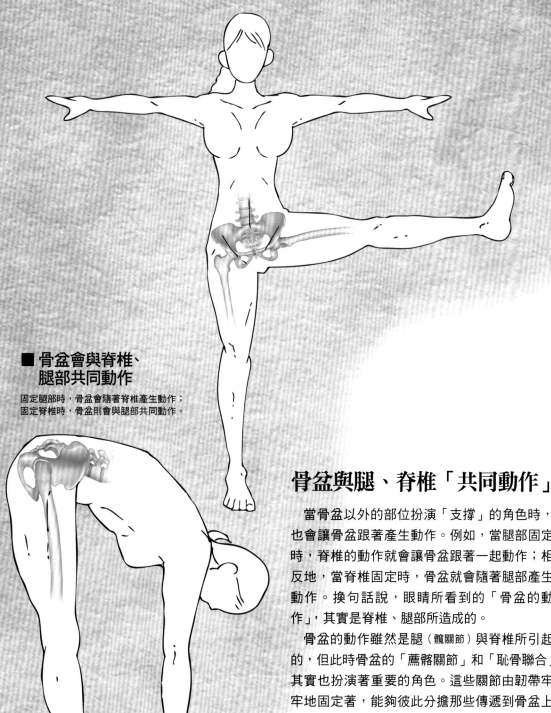

第1章 構成骨架的骨骼

第2章 構成骨盆的肌肉

第3章 骨盆的動作

第4章 常見的疑問與誤解

第5章 骨盆調整運動

第6章 骨盆調整運動依目的分類

■骨盆會與脊椎、腿部共同動作

固定腿部時，骨盆會隨著脊椎產生動作；
固定脊椎時，骨盆則會與腿部共同動作。

骨盆與腿、脊椎「共同動作」

當骨盆以外的部位扮演「支撐」的角色時，也會讓骨盆跟著產生動作。例如，當腿部固定時，脊椎的動作就會讓骨盆跟著一起動作；相反地，當脊椎固定時，骨盆就會隨著腿部產生動作。換句話說，眼睛所看到的「骨盆的動作」，其實是脊椎、腿部所造成的。

骨盆的動作雖然是腿（髖關節）與脊椎所引起的，但此時骨盆的「薦髂關節」和「恥骨聯合」其實也扮演著重要的角色。這些關節由韌帶牢牢地固定著，能夠彼此分擔那些傳遞到骨盆上的力量，幫助維持姿勢的平衡。所以，如果髖關節、脊椎的各個關節，或是骨盆內關節周圍的肌肉及韌帶、關節囊等部位產生硬化，那麼骨盆的動作也會跟著衰退。

骨盆以髖關節為軸心，能夠產生以下的動作：前傾（屈曲、彎曲）與後傾（伸展）、上升（往上）與下降（往下）、迴旋（亦即旋轉，可分為：水平旋轉、立體旋轉）。

細微的收縮與放鬆

由於人體的肌肉會一直反覆「自然收縮」（先是非常細微的收縮，然後接著鬆弛），因而帶動骨盆隨時都進行著肉眼難以察覺的動作。

當體重等力量加諸在骨盆上時，關節的周圍就會收縮（肌腱、韌帶伴隨著肌肉的收縮而產生拉力的狀態），為了保持靜止的姿勢，關節固定時，對應的部位就會持續保持收縮的狀態。

其實當肌肉在收縮時，並不是所有的關節都跟著收縮，而是會持續進行收縮、放鬆的重複過程，讓力量像是水波紋般地逐漸傳開，最後使得目標部位進入收縮狀態。

站立時，重心會以非常細微的方式持續改變：一開始負荷重力處的肌肉、韌帶、肌腱會開始收縮，身體會往該方向傾斜；下一個瞬間當力量傳遞到身體的其他部位時，其他部位就會產生收縮，原本收縮的部位就會放鬆，身體的傾斜方向也就跟著改變。在這種微微收縮、放鬆的過程中，骨盆也會跟著改變位置（移動）。

■ 身體靜止時的 重心移動軌跡圖

雖然並不覺得身體在動，但事實上重心的位置卻會一直產生細微的變化。從骨盆細微的動作中，也能看出重心的變化。骨盆不斷地將上半身的體重分散到左右二腿上，而力量會像是水波紋般地不停傳導，進而造成下半身與骨盆的肌肉產生收縮與鬆弛的部位持續不斷地進行細微調整，於是就產生了如同圖片上的不規則軌跡。

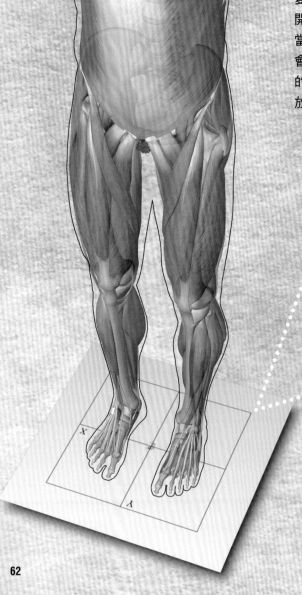

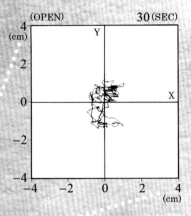

第1章 構成骨架的骨骼

第2章 構成骨盆的肌肉

第3章 骨盆的動作

第4章 常見的疑問與誤解

第5章 骨盆調整運動

第6章 骨盆調整運動依目的分類

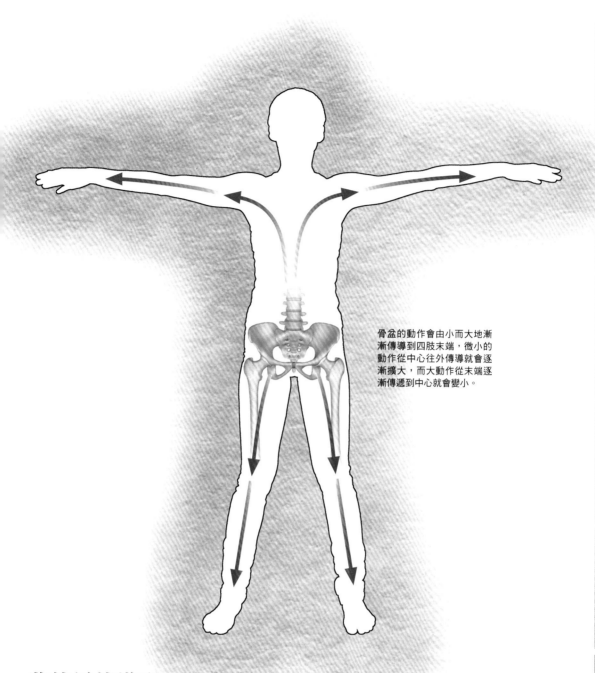

骨盆的動作會由小而大地漸漸傳導到四肢末端，微小的動作從中心往外傳導就會逐漸擴大，而大動作從末端逐漸傳遞到中心就會變小。

將能量傳導到四肢末端

　　骨盆所產生的動作，傳到末端就會越傳越大。就像是揮動鞭子時，末端的動作會變大一樣。由於骨盆位於身體的中央，在動作傳到末端的過程中，能量會逐漸擴大。因此，若是能擁有「從骨盆開始帶出動作」的觀念，也就能更有效率地進行各種動作。

　　有效地利用「越到末端影響力越大」這點固然很重要，但當中也有必須注意的地方。如果骨盆肌肉的收縮失去平衡，就算情況不明顯，但當身體要做出某個動作以維持姿勢時，就會產生不當的力量，而這股力量會從骨盆沿著脊椎骨到達頭部（或是沿著髖關節傳導到腿部），最終就會引起嚴重的肩膀痠痛、膝蓋疼痛等症狀。

骨盆的基本動作

在這個單元中我們將介紹3種骨盆的基本動作。
要記得，肉眼所看到的「骨盆的動作」
都是由脊椎、腿部的動作所引起的。

※ 實際上，骨盆會配合身體的各種姿
勢與全身的肌肉共同動作，同時也
負責固定關節以利身體維持各種姿
勢。不過，為了方便理解，下面將僅
舉出每個動作的作用肌、協同肌以
及拮抗肌。

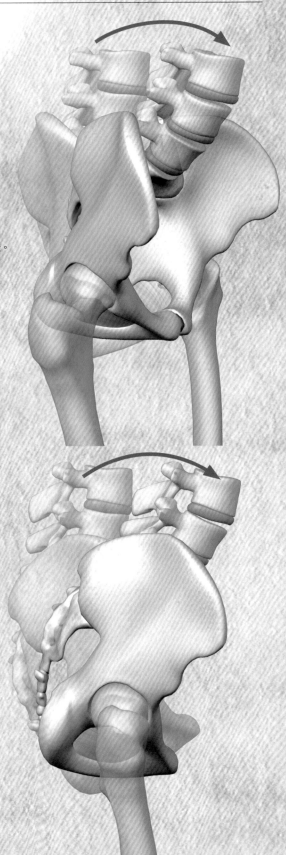

① 豎棘肌群將薦骨往上拉起。
② 髂腰肌產生讓使髖關節彎曲的力量。
③ 腰椎前彎。
④ 臀大肌伸展產生力量。

前傾（屈曲、彎曲）
後傾（伸展）

指的是從側面看，骨盆往前（腹部側）傾斜或往
後（背部側）傾斜時的動作。若骨盆進行的是與
髖關節有關的姿勢時，前傾即呈現屈曲狀態，
後傾則為伸展狀態。

前傾

前傾時，腹部會往前突出，恥骨聯合會往
下，坐骨結節則會往後方拉高。

維持站姿時，使骨盆前傾的主要肌肉為：豎
棘肌群（髂肋肌、最長肌）與髂腰肌。當股骨、
脊椎固定時，豎棘肌群能將薦骨往上拉，使得
腰椎往前彎曲，同時間髂腰肌會讓骨盆往前倒
（髖關節彎曲），幫助腰椎前彎。

此外，兩側的多裂肌（協同肌）會負責收縮，
髖關節的外旋肌群、上腹肌群、側腹肌（上列肌
肉為拮抗肌）會伸展出力，使得骨盆能夠順利地
往前傾斜。

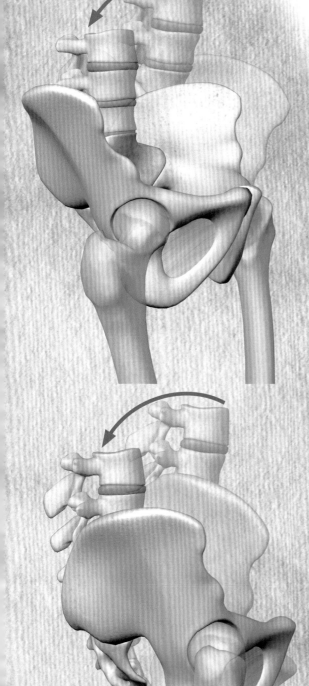

第1章 構成骨盆的骨骼

第2章 構成骨盆的肌肉

第3章 骨盆的動作

第4章 常見的疑問與誤解

第5章 骨盆調整運動

第6章 骨盆調整運動依目的分類

後傾

　　後傾時，腰薦部位會呈現圓形，恥骨聯合往上抬起，坐骨結節朝下方移動。

　　維持站姿時，使骨盆後傾的主要肌群為：臀大肌、膕旁肌。首先，這兩個肌群會收縮，讓坐骨結節往正下方移動（髖關節伸展）；同時間，髖關節外旋肌群與髖關節外展肌群（臀中肌、臀小肌）則擔任協同肌，讓臀部往中心集中。

　　此外，髂腰肌（拮抗肌）會對臀大肌的動作產生相對的力量而伸展，使得骨盆能夠順利地往後傾斜。

① 臀大肌與膕旁肌收縮，伸展髖關節。
② 髖關節外旋肌群、髖關節外展肌群擔任協同肌。
③ 髂腰肌伸展出力。

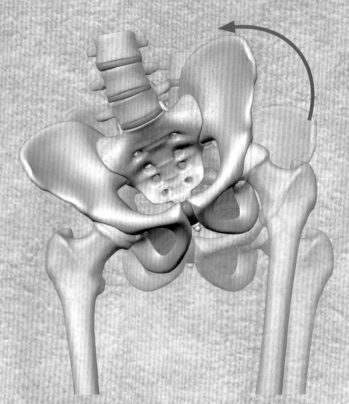

上升
下降

上升、下降時，從正面看來左右的髂嵴高度會交互地上下移動。
骨盆的上下移動一定會左右同時進行，若一邊上升，另一邊就會自然下降；而若有一邊下降，另一邊當然也就會跟著升起。

上升（骨盆的某一側往上）

　　指的是側腹部收縮，腳跟即將抬起的姿勢。某一側的骨盆抬起，另一側的腰椎就會彎曲（側彎）。

　　能讓骨盆上升的主要肌肉為：腹外斜肌、腹內斜肌（這兩塊肌肉從腹部側面斜斜地往前方延伸），以及位於後腹部的腰方肌。

　　此外，腰大肌、豎棘肌群會擔任協同肌，讓側腹部彎曲，將同側的骨盆往上拉起。此時，腹部、背部肌肉的力量若不一樣，就會造成前屈或後仰。

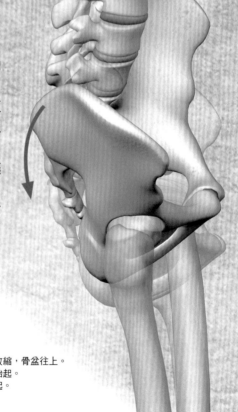

① 腹外斜肌、腹內斜肌、腰方肌收縮，骨盆往上。
② 豎棘肌群收縮，幫助骨盆往上抬起。
③ 腰大肌收縮，幫助骨盆往上抬起。

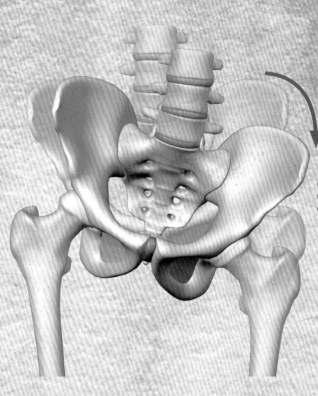

① 臀中肌收縮。
② 臀小肌等部位收縮，幫助骨盆往下降。
③ 另一側則輕輕往上抬起。

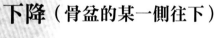

下降（骨盆的某一側往下）

　　在骨盆某側往上抬起的同時，另一側就會自然產生下降的動作，而骨盆往下降的那一側，腰椎會彎曲（側彎）。

　　能使骨盆下降的肌肉為臀中肌，另外臀小肌與周圍的肌肉則會擔任協同肌。為了保持上半身的平衡，側腹肌會伸展，將骨盆往下拉。

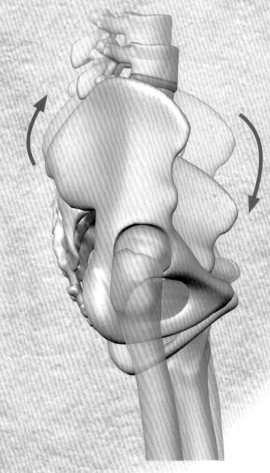

第1章　構成骨盆的骨骼

第2章　構成骨盆的肌肉

第3章　骨盆的動作

第4章　常見的疑問與誤解

第5章　骨盆調整運動

第6章　骨盆調整運動依目的分類

迴旋（水平旋轉、立體旋轉）

此時若從上方俯瞰，骨盆會以脊椎為中心進行旋轉（內旋、外旋）。而骨盆的旋轉又可細分為水平旋轉、立體旋轉。

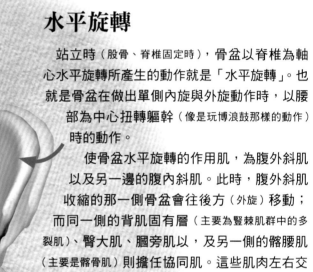

水平旋轉

站立時（股骨、脊椎固定時），骨盆以脊椎為軸心水平旋轉所產生的動作就是「水平旋轉」。也就是骨盆在做出單側內旋與外旋動作時，以腰部為中心扭轉軀幹（像是玩博浪鼓那樣的動作）時的動作。

使骨盆水平旋轉的作用肌，為腹外斜肌以及另一邊的腹內斜肌。此時，腹外斜肌收縮的那一側骨盆會往後方（外旋）移動；而同一側的背肌固有層（主要為豎棘肌群中的多裂肌）、臀大肌、膕旁肌以，及另一側的髂腰肌（主要是髂骨肌）則擔任協同肌。這些肌肉左右交互動作，使得骨盆得以產生水平旋轉。

① 腹外斜肌收縮。
② 另一側的腹內斜肌收縮。
③ 同一側的豎棘肌群（多裂肌）、臀大肌、膕旁肌收縮。
④ 另一側的髂腰肌收縮。

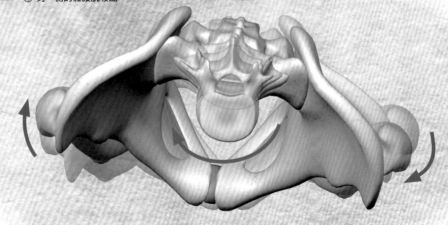

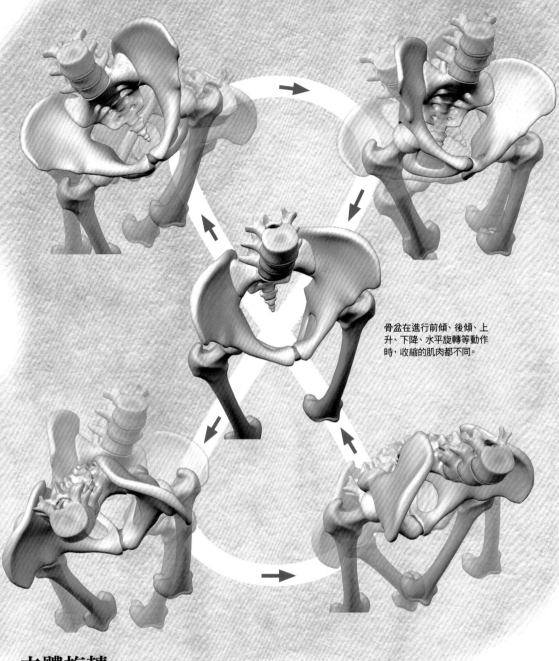

骨盆在進行前傾、後傾、上升、下降、水平旋轉等動作時，收縮的肌肉都不同。

第1章 構成骨盆的骨骼

第2章 構成骨盆的肌肉

第3章 骨盆的動作

第4章 常見的疑問與誤解

第5章 骨盆調整運動

第6章 骨盆調整運動依目的分類

立體旋轉

也就是扭腰時的動作，由骨盆的前傾‧後傾、上升‧下降、水平旋轉組合而成的複合動作，像是跳草裙舞時的甩腰動作，就是立體旋轉。

在前傾‧後傾、上升‧下降、水平旋轉時，都有各自的主動肌、協同肌，因此在做出立體旋轉動作時，會依照當時的需要而由不同的肌肉來動作，且迴旋的角度不同，負責動作的肌肉也會跟著改變。所以，若是各部位的肌肉運動無法順利地連接在一起，就會產生看起來卡卡的、很彆扭的動作。

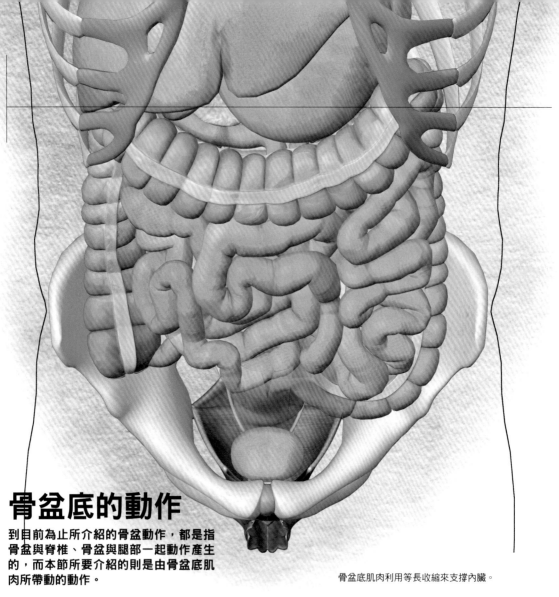

骨盆底的動作

到目前為止所介紹的骨盆動作，都是指
骨盆與脊椎、骨盆與腿部一起動作產生
的，而本節所要介紹的則是由骨盆底肌
肉所帶動的動作。

骨盆底肌肉利用等長收縮來支撐內臟。

利用等長收縮
支撐內臟

　骨盆底的肌肉一般認為是人類直立後才逐漸發
達起來的。位於體幹最下端的骨盆底必須持續承
受內臟、上半身的重量，為了不要讓這些部位下
垂，骨盆底的肌肉就必須發揮力量來支撐它們。

　骨盆底的肌肉並不會產生像手臂、腿部那樣肉
眼可見的關節運動，它們只會產生拉伸來發揮力
量。像骨盆底肌肉這類不改變長度即能產生的肌
肉收縮，我們稱為「等長收縮」。

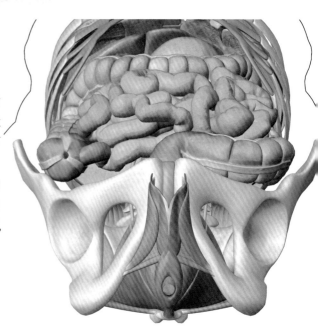

控制泌尿生殖器系統
的出口

　　骨盆底肌肉包含著直腸、尿道、陰道（女性）的開口，而這裡的肌肉能夠依照需求柔軟地收縮、放鬆，以控制開口的動作。男性的骨盆底肌肉有2個開口，而女性則有3個。

　　如同上述，骨盆底的肌肉不僅能支撐內臟，還能控制開口部，因此同時必須具備「強度」與「柔軟度」。

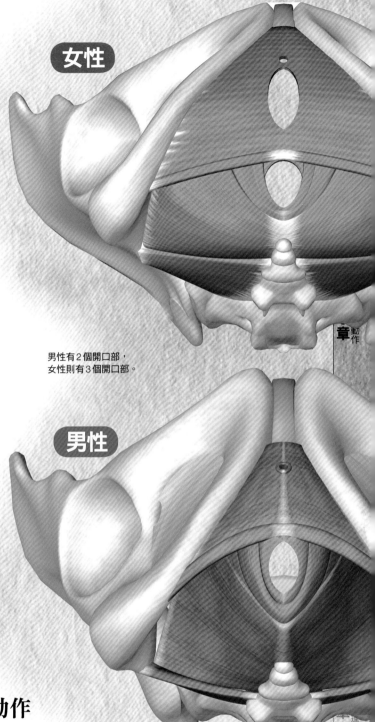

女性

男性

男性有2個開口部，
女性則有3個開口部。

提肛肌收縮，抬起骨盆底。

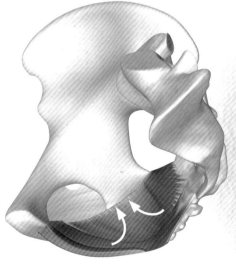

肌肉全體合作才能完成動作

　　骨盆底的肌肉並非各自完成動作的，而是一起合作才能發揮作用。比如說排尿、排便時，由括約肌打開開口部，再由提肛肌抬起骨盆底部，促進尿液排出。

　　由於括約肌的肌肉量小，因此不可能只靠它來控制排尿、排便。如果要強化骨盆底，那麼一定要同時鍛鍊提肛肌，才能達到真正的效果。

71

骨盆內的關節動作

骨盆是由數塊骨頭組成，連結這些骨頭的
正是P18～19中所介紹的「薦髂關節」和
「恥骨聯合」。

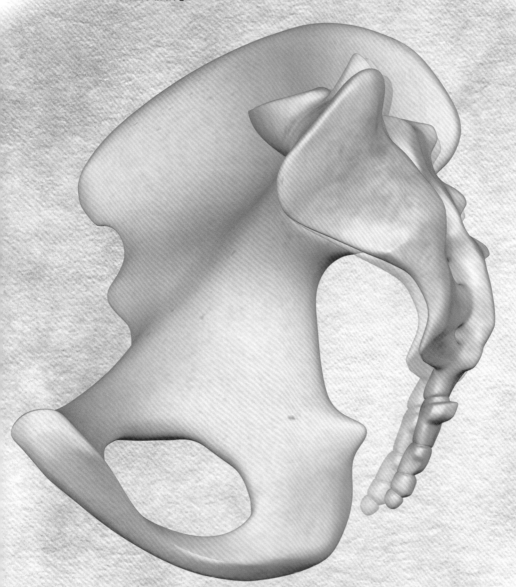

■ 伴隨髖關節動作所產生的薦骨、髂骨前屈

當髖關節彎曲20°左右時（像是鞠躬等動作時），薦髂關節
會以耳狀面韌帶聯合為軸心，微微地旋轉、傾斜。往前
旋轉時，薦骨全體會往前傾斜，尾骨往後上方抬起，此
時骨盆下開口的前後徑會變長，恥骨聯合呈現拉開的狀
態。進行相反動作時，薦骨則會往後方動，這時骨盆下
開口的前後直徑會縮短，恥骨聯合聚攏。

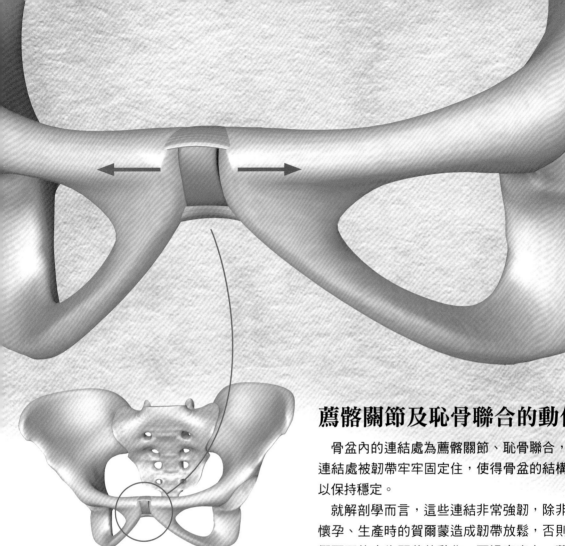

■ **恥骨聯合**

生產時，恥骨聯合的韌帶
會變鬆，讓產道擴張。

薦髂關節及恥骨聯合的動作

骨盆內的連結處為薦髂關節、恥骨聯合，各連結處被韌帶牢牢固定住，使得骨盆的結構得以保持穩定。

就解剖學而言，這些連結非常強韌，除非是懷孕、生產時的賀爾蒙造成韌帶放鬆，否則它們不可能產生顯著的動作。不過事實上，薦髂關節能夠產生非常細微的動作（往前後方旋轉），動作會以薦髂韌帶的附著部為軸來進行。

與薦髂關節有關係的部位是恥骨聯合；骨盆由薦髂關節、恥骨聯合固定，力量能夠由薦髂關節的細微運動，傳達到恥骨聯合。恥骨聯合除了在懷孕後期、分娩（韌帶變鬆使得產道擴張）以外，並不會產生移動性的動作。

關於薦髂關節的可動範圍研究目前仍在進行中，爭議也很多。就「薦髂關節是否能活動」的議題來說，有人認為薦髂關節能往前微微動作，也有人認為該關節應該是往後方微微運動，眾說紛紜無一定論。

骨盆底與呼吸

呼吸時，其實骨盆也會跟著產生動作，只不過眼睛看不見。隨時隨地重複進行的呼吸動作，使得骨盆底的肌肉也跟著不停地產生動作。

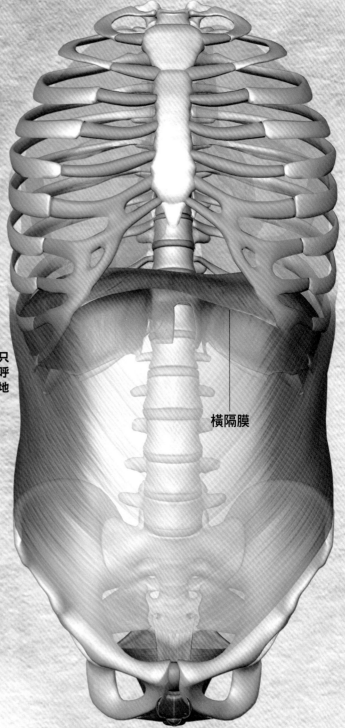

横隔膜

■ 吸氣

吸氣時，横隔膜下降，腹腔內壓力上升，此時如果骨盆固定不動，就能幫助胸廓分散力量，減輕骨盆底的負擔。

第1章 構成骨盆的骨骼

第2章 構成骨盆的肌肉

第3章 骨盆的動作

第4章 常見的疑問與誤解

第5章 骨盆調整運動

第6章 骨盆調整運動依目的分類

骨盆底會隨著呼吸而動作

骨盆底的肌肉屬於「腹腔」的一部分，腹腔由前方的腹肌、後方的背肌、上方的橫隔膜和下方的骨盆底肌肉所包圍，這些圍繞著腹腔的肌肉，都會隨著呼吸而產生動作。

吸氣時，橫隔膜下降，腹腔內的壓力跟著上升，而腹肌、背肌、骨盆底肌肉也會隨著產生收縮；吐氣時，橫隔膜上升，腹腔內的壓力恢復到正常狀態，腹肌、背肌與骨盆底肌肉也回到自然狀態。就像上面所敘述的，隨著腹腔內的壓力變化，骨盆的肌肉也會被動地進行動作。

壓力的產生程度會隨著重力的方向而改變：站立時，骨盆底肌肉承受了最大的壓力，為了對抗重力、保持姿勢，腹肌和背肌會一直處於緊繃狀態，因此腹腔內的壓力會受到腹部和背部的推擠，自然地集中到骨盆底上。所以在站立時，每次的呼吸都會讓骨盆底肌肉承受巨大的壓力，這使得骨盆底的肌肉在支撐內臟的同時，還需承擔其他的負擔。如此過度地使用骨盆底肌肉，也是造成尿失禁的原因之一。

雖然我們無法減輕骨盆底支撐內臟時的負擔，但至少我們能減少呼吸時對骨盆底所造成的影響。「擴展胸廓」就是一個不錯的呼吸方法；下腹部用力，呼吸時感覺到胸廓的擴展，能幫助骨盆底將承受到的壓力往上推。利用腹腔的構造、肌肉的協同動作，就能幫助改善尿失禁的問題。

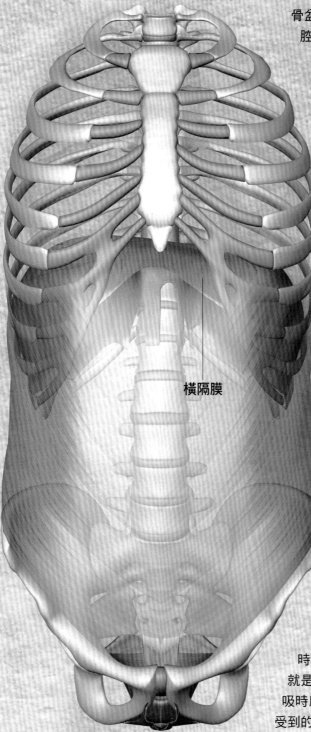

橫隔膜

■ 吐氣

吐氣時，橫隔膜會上升回到原本的位置，腹腔內的壓力也會恢復正常，骨盆底的緊繃狀態亦會跟著消除。

骨盆與步行動作

在「走路」這個日常動作中，骨盆也擔任了非常重要的角色。就讓我們來看在步行的時候，骨盆的肌肉是如何動作的。

　　步行時，主要的動作肌肉為臀中肌（使髖關節外展）、臀大肌（使髖關節伸展），還有薦髂肌這個讓髖關節內收的肌群支撐住身體，讓單腳移動的動作得以進行。

　　藉由這些肌肉來幫助固定骨盆，即使只有單腳也能支撐住整個身體的重量，讓身體在做出往前移動的動作時，也能保持直立的姿勢。

　　就這樣，讓髖關節產生動作的肌肉和固定骨盆的肌肉彼此交互產生動作，步行動作才能順利進行。

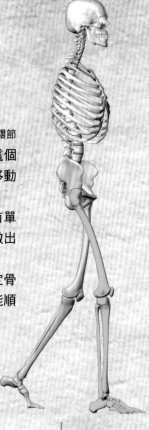

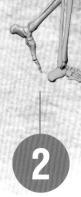

1

雙下肢支撐期

主軸腳（左・後）與另一側（右・前）腳同時著地的狀態。主軸腳（左）重心往腳尖移，抬起腳跟，接著上半身往前移動後，另一側（右）的腳同時往前踏出，腳跟著地。此時的重心位於前後雙腿之間。

2

右腳・站立期
左腳・擺盪期

僅由主軸腳（右）承受體重的時期，主軸腳（右）的臀大肌、臀中肌成為作用肌，伸展右邊的髖關節。骨盆的另一側（左）微微內旋，左腳準備往前踏出。

第
1
章

構成骨茏的骨骼

第
2
章

構成骨盆的肌肉

第
3
章

骨盆的動作

第
4
章

常見的疑問與誤解

第
5
章

骨盆調整運動

第
6
章

骨盆調整運動依目的分類

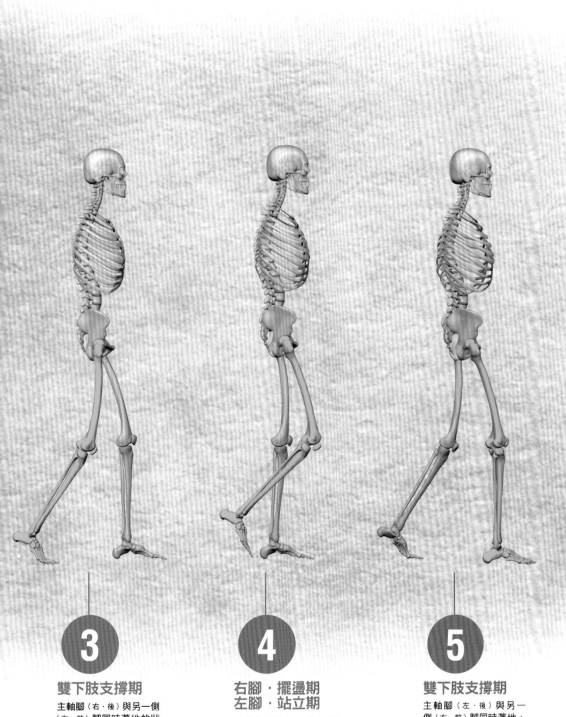

3

雙下肢支撐期

主軸腳（右·後）與另一側
（左·前）腳同時著地的狀
態。主軸腳（右）重心往
腳尖移，抬起腳跟，接著
上半身往前移動後，另一
側（左）的腳同時往前踏
出，腳跟著地。此時的重
心位於前後雙腿之間。

4

右腳·擺盪期
左腳·站立期

僅由主軸腳（左）承受體
重的時期，主軸腳（左）
的臀大肌、臀中肌成為作
用肌，伸展左邊的髖關
節。骨盆的另一側（右）
微微內旋，右腳準備往前
踏出。

5

雙下肢支撐期

主軸腳（左·後）與另一
側（右·前）腳同時著地，
在❹中所踏出的右腳腳跟
著地，回到一開始的姿勢
❶。此時的重心位於前後
雙腿之間。

77

骨盆與運動表現

只要骨盆穩定，動作就能順利流暢地進行。
接著就讓我們來看看骨盆的穩定度與運動表現之間的關係。

何謂骨盆的穩定？

在運動競技場上所謂的「表現良好」，就是指能夠順暢、有效率地完成目標動作，而此時，骨盆的「穩定」就是非常重要的關鍵。

骨盆的穩定可以分成靜止時的「靜態穩定」與動作時的「動態穩定」。靜態穩定就是「骨盆固定」的狀態。當骨盆發揮了「固定」的功能時，就會呈現不動的狀態，拿足球來說，就是指守門員接住射門球那瞬間的狀態。當骨盆處於靜止狀態，且保持穩定時，身體才能產生對抗射門球的衝擊力量。而動態穩定則是指「在動作中骨盆保持穩定」的狀態，骨盆的位置能使身體的姿勢得以順利地往下一個階段進行；若要比喻的話，就像是足球選手在踢球的那瞬間。

在做出「踢」這個動作時，首先主軸腳的臀大肌會先收縮，髖關節外旋，同時臀中肌協同一起收縮，接著和主軸腳同側的骨盆會往下、往外旋，要做「踢」的動作的那一側骨盆就會自然上升、外旋，這股迴旋力會藉由內收肌而放大，最後使得腳產生外踢的動作。

骨盆除了平時所進行的相應動作外，在需要的瞬間也能馬上固定，支持住全身。若這種穩定的狀態與下一瞬間的不穩定狀態能夠平順地連結，這樣身體才能做出順暢的動作。

骨盆的穩定與髖關節的穩定

骨盆的穩定受到髖關節穩定度極大的影響。髖關節是一個可動範圍很大的關節，像是上半身要前屈時，重心會往前移，關節也會往要彎曲的方向使力。

如果重心脫離了腿部可以支撐的範圍，身體就會往前傾倒，此時為了對抗往前的力量，臀大肌、膕旁肌（膝蓋彎曲時用到的肌群）就會動作，使得髖關節恢復成直的狀態（伸展），這就是「穩定」的作用。

骨盆的穩定可說是由髖關節所控制的。與骨盆動作相關的肌肉大約有40條以上，當中大部份都與髖關節的動作有關，有這麼多條的肌肉同時進行微調並固定住髖關節，才能讓骨盆呈現穩定的狀態。

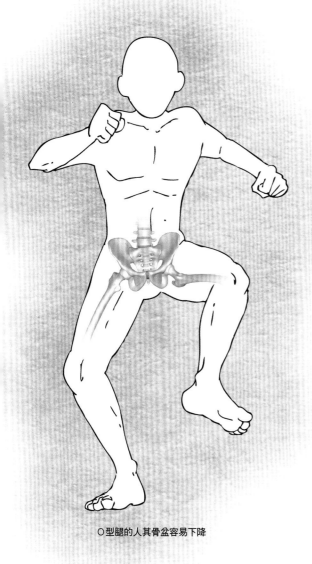

O型腿的人其骨盆容易下降

第1章 構成骨盆的骨骼

第2章 構成骨盆的肌肉

第3章 骨盆的動作

第4章 常見的疑問與誤解

第5章 骨盆調整運動

第6章 骨盆調整運動依目的分類

O型腿的人跑不快

從跑步這個基本的動作中看出骨盆與動作表現間的關係。為什麼O型腿的人跑不快？其實只要瞭解骨盆的構造，自然就能明白當中的道理。

跑步時，左右腳交互往前踏出，當中會一直產生單腳站立的瞬間。這時候，腳踝、膝蓋、髖關節會連成一直線，由骨盆來維持穩定，這樣才能不浪費多餘的能量，順暢、輕巧地完成動作。

相反地，O型腿的人其膝蓋會往外突出，腳踝、膝蓋、髖關節就無法形成一直線，造成骨盆容易下陷，為了保持穩定，自然就必須用掉多餘的能量，使得跑步的速度變慢了。

讓我們再詳細地來看看當中的道理吧！以O型腿的姿勢踢地面時，膝蓋的方向為外旋，踢出的力量會到達斜前方，使得往正前方的推進力量變小了。

而且，O型腿的人固定支撐腳那邊的髖關節的肌肉其負擔會很大，使得這些肌肉無法將所有的力量運用到跑步動作上，導致臀大肌難以完全收縮。另外，膕旁肌會以膝關節的屈曲為優先（將髖關節的伸展動作遞延），造成跑步時屁股呈現下陷（也就是骨盆往下）的狀態，這樣一來，骨盆的位置將無法固定，推進力也就變得更差了。

O型腿與非O型腿的人在骨盆的位置和骨盆的穩定性上會有非常大的差異，跑步時的速度自然也會有所不同了。

骨盆底肌肉與
運動表現

　　運動時，常常會聽到「收緊肛門」這類的指示，這能
幫助我們收緊位於身體中心線上的肛門，讓意識集中在
身體中心，以固定身體的軸心位置；而就解剖學來說，
這類型的警語是很有道理的。

　　就解剖學來說，「收緊肛門」能使動作表現得更好的
理由在於骨盆底的最大肌肉——提肛肌源於閉孔內肌的
腱膜上。肛門外括約肌、提肛肌一動作，就能使閉孔內
肌收縮，而閉孔內肌一收縮，周圍的外旋肌群也就會跟
著收縮。而另一個解剖學上的理由則是在於創造臀
部（屁股）外型的最大肌肉—— 臀大肌正是提
肛肌的協同肌。如上述，透過「收緊
肛門」這樣的指示能
夠提高髖關節周圍
（骨盆）肌肉的力量，
使得骨盆得到確實的
固定，進而使身體的
中心軸獲得固定。

　　不過有一件事情必
須注意：意識收緊肛
門，如果只是單純地收緊
臀部肌肉，那就是錯誤的。

　　臀大肌位於表層，而且又是一塊大塊
的肌肉，因此很容易地以為要收縮它；然而
一旦這麼做，卻只會造成腳尖往外張開，使得腿
部往外旋、外展，變成「〇型腿」的姿勢。

　　因此在「收緊肛門」時，同時也要有意識地讓內收肌
肉出力，才是對的。內收肌群用力，股骨會往身體中間
靠攏，膝蓋也會跟著收攏，協助收緊肛門。

　　你可以試著實際收緊自己的肛門看看，如果能夠感受
到臀大肌、使股骨往內收攏在一起的肌肉正在協同作
用，那就是正確的「收緊肛門」的動作。

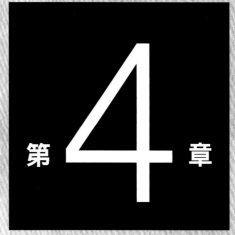

第4章

了解骨盆的
必備基礎知識
常見的疑問與誤解

在這個章節中我們將談到人們常有的疑問，
像是骨盆的「歪斜」、「鬆弛」等，
解答疑問後我們才能以更有效率的方式，
進行第5章中所介紹的骨盆調整運動。

何謂骨盆「歪斜」？

與骨盆有關的常見煩惱就是骨盆「歪斜」。
骨盆之所以會歪斜是因為肌肉不平衡而造成的，並非骨骼本身產生變形。

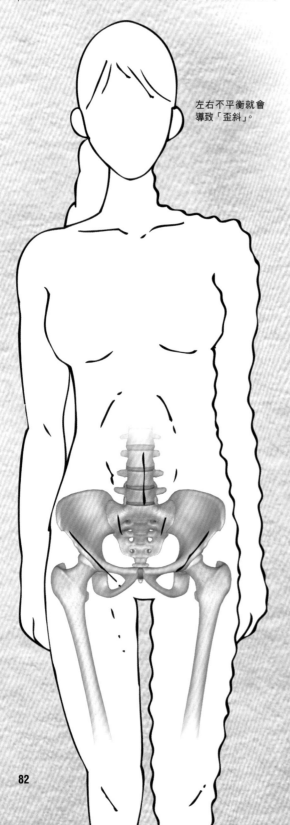

左右不平衡就會
導致「歪斜」。

所謂的身體歪斜
到底是什麼意思呢？

「歪斜」這個詞指的是東西的形狀處於扭曲、彎曲的狀態，因此也有人稱之為「歪曲」。同樣的狀況如果換到身體上來說，指的就是全身的肌肉無法適當、平衡地作用，也就是說身體有某處產生了歪曲，而這種情況我們就稱之為「歪斜」。

身體當中有許多部位是對稱而生的，像是眼睛、耳朵、手、腳、肺、腎臟等，肌肉也幾乎都是對稱生長的。但我們卻或多或少會因為各自的不同習慣，而造成左右肌肉的力量有所差異或是不平衡。比如說：某人從小走路就習慣讓重力微微偏右，這樣的話，右邊的肌肉會因長期處於負擔較大的狀態，就容易引起右側使用過度的疲勞症狀；相反地，左邊的肌肉則會因為較少使用而變得較為衰弱。像這種不起眼的習慣性動作長期累積，在不知不覺中就容易造成左右肌力失去平衡。

另外，若是身體某部位因為運動而受到較大衝擊時，為了抵抗這股衝擊力量，肌肉就會變得僵硬，嚴重的話甚至會因此失去原有的柔軟度。這些硬化的肌肉會變得較不容易動作，最後也會導致整體肌肉變得不平衡。

每塊肌肉的柔軟度或是肌力是否開始衰弱，用肉眼是無法察覺的，很多時候人們自己也很難察覺。但這樣不平衡的狀態長期持續下去，最後就會變成看得見的「歪曲」狀態，成為各種疼痛、不舒服的根源。

骨盆的骨骼本身並不會歪斜

那麼所謂的骨盆歪斜究竟是指什麼呢？

首先，「歪斜」可以分成兩種狀況：一種是「物體的形狀產生了歪斜」，另一種則是「物體本身的形狀並沒有改變，但角度卻改變了」。骨盆的歪斜就屬於上述的後者，也就是骨骼本身並沒有產生形變，但看起來卻好像是歪了的狀態。

底下我們將透過例子來瞭解實際上的意義。請試著扭轉自己的身體，這時你會發現，只要稍微改變姿勢，骨盆形狀的「外觀」也會跟著發生變化。這種變化並不是骨盆的構造歪斜了，而是因為肌肉的動作使得骨盆的所在位置發生了改變，造成視覺看起來骨盆像是歪斜的。

由於身體隨時隨地都在活動，所以肌肉也會不停地反覆收縮、放鬆的動作。在肌肉的活動中，如果有某處發生問題使得骨盆無法回到原本的位置，而呈現硬化的狀態，這就是所謂的「骨盆歪斜」。這有點像是彈力繩因為過度使用而縮成一團，無法回到原本狀態的感覺。

骨盆的歪斜其實就只是與骨盆動作相關的肌肉持續處於緊繃狀態，導致外表看起來有點歪斜的感覺，而非構成骨盆的髖骨、薦骨和尾骨產生了構造上的歪曲。所以只要肌肉過度緊繃或是過度鬆弛的狀況改善了，歪斜的情形自然就會跟著消失了。

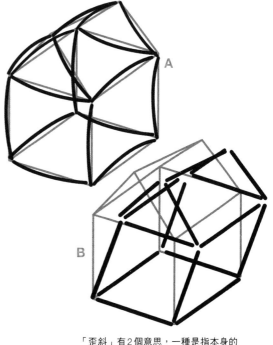

「歪斜」有2個意思，一種是指本身的「形狀」改變了（A），另一種則是「角度」發生變化（B）。

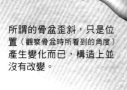

所謂的骨盆歪斜，只是位置（觀察骨盆時所看到的角度）產生變化而已，構造上並沒有改變。

第1章 構成骨骼的骨骼

第2章 構成骨盆的肌肉

第3章 骨盆的動作

第4章 常見的疑問與誤解

第5章 骨盆調整運動

第6章 骨盆調整運動依目的分類

骨盆歪斜
會造成什麼問題？

骨盆歪斜會成為各種症狀的根源。
下面就讓我們來看看這背後的機制與原因。

骨盆歪斜與肌肉的連結

骨盆歪斜的嚴重之處在於歪斜的狀況不僅會影響到骨盆本身，還會擴展到其他部位，造成全身性的問題。因為有非常多的肌肉都連結到骨盆；因此，肌肉力量的傳達方法也是造成骨盆歪斜的重要因素。

肌肉基本上都會包覆著關節，一般而言，力量從一條肌肉傳達到另一條肌肉的機制是這樣的：首先會由一條肌肉移動關節，藉由關節角度的改變來使另一條肌肉產生收縮，再依照同樣的方式將力量傳遞出去。然而，有些肌肉並不需要藉由骨骼或是關節的移動來傳達力量，這些肌肉稱為「肌肉連結」。肌肉連結又可以分為具有共同起始肌腱的肌肉、以肌間隔為分界相對而生的兩條拮抗肌、介於筋膜中的連結肌肉等。

在某條肌肉極度緊繃、失去柔軟度而無法順暢動作時，它們並不會自己傳達疼痛、不適，它們會透過這些肌肉連結，把不舒服的感覺傳達到其他部位，讓身體感覺到。比如說，骨盆若產生歪斜，隨著時間經過，緊繃的感覺會傳達到始於坐骨的內收大肌、膕旁肌（股二頭肌長頭、半膜肌、半腱肌）上，使得大腿後方和內收肌群逐漸失去柔軟性。

另一方面，股二頭肌的長頭與短頭一起形成共同停止腱，附著在腓骨頭上，若是長頭的動作能力降低，狀況也會傳達到短頭上。而短頭的起端位於股骨與外側肌間隔上，同時，拮抗肌也透過這個肌間隔連結著上述的肌肉，所以股外側肌的動作能力也就會跟著降低。這時候，若進行會用到股四頭肌的運動，那麼股直肌與股外側肌的筋膜分界處就會產生剝離，造成膝蓋伸展出現障礙，膝蓋周圍也會出現疼痛、不舒服的感覺。即使到醫院也檢查不出什麼毛病，因為這其實是骨盆肌肉的柔軟度（伸展力）降低所造成的狀況。

另外，如果抵抗這股不當動作的力量往上方傳達，就會透過腹肌群（起始於薦骨的豎棘肌群、髖骨的髂嵴、恥骨等部位）影響到上半身，最後引起肌肉、筋膜緊繃性的肩頸僵硬。

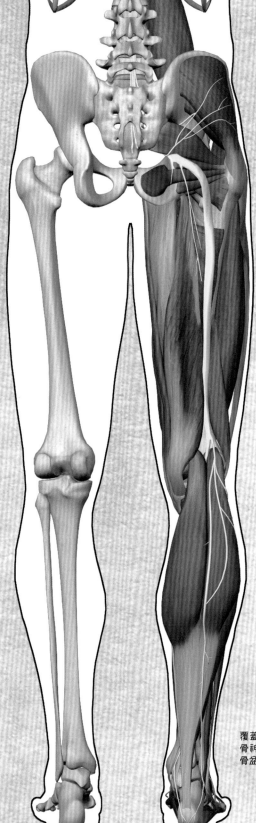

覆蓋整個下肢的坐
骨神經，也會受到
骨盆歪斜所影響。

第1章 構成骨骼的骨骼

第2章 構成骨盆的肌肉

第3章 骨盆的動作

第4章 常見的疑問與誤解

第5章 骨盆調整運動

第6章 骨盆調整運動依目的分類

骨盆歪斜與神經的關係

　　骨盆歪斜也是導致神經、全身失調的重要因素。比方說，我們的脊椎骨直接連結骨盆，而脊椎骨中有重要的中樞神經通過，骨盆一旦歪斜，脊椎骨也會受到影響而產生歪曲，進而壓迫到神經，造成神經的功能受到阻礙，而負責調整全身機制的中樞神經，自然也就會跟著失去平衡。

　　另外，有一條叫做坐骨神經的神經也通過骨盆，若是骨盆歪斜，那麼坐骨神經就會受到壓迫，甚至會因此而引起下半身的疼痛。

　　此外，骨盆的歪曲也會阻礙體液的循環。血液循環不好，氧氣、養分的輸送效率也會降低，最後造成肌肉、內臟等組織的功能降低。所以，骨盆歪斜也是造成老舊廢物無法排出體外、降低新陳代謝、形成冰冷體質的原因之一。

骨盆歪斜與身體的關係

外在問題

駝背
若歪斜狀況導致骨盆往後傾，為了支撐頭部，背部就會彎曲，造成駝背。

屁股下垂
若歪斜狀況導致骨盆往後傾，臀部就會往下移，造成所謂的「垂屁股」。

O型腿與X型腿
（內八字腿）
若歪斜的狀況使得股骨往外旋，就會導致O型腿；相反地，往內旋則會造成X型腿。

肥胖
骨盆歪斜會壓迫到脊椎中的交感神經，降低身體分解脂肪的能力。

內在問題

肩頸僵硬‧腰痛
骨盆歪斜會導致脊椎的原有弧度更加彎曲，造成肩膀、腰部等處的肌肉過度使用，除了肌肉疲勞所引起的僵硬、疼痛外，體液循環也會因此而變差，使得老舊廢物不易排出而引發疼痛。

生理痛
骨盆當中有子宮、卵巢，若是骨盆歪斜，身體對腹部的施壓方法也會改變，進而給予臟器不當的刺激，使得血液循環變差，造成生理痛。

冰冷體質
骨盆歪斜的話體液的流動也會受到阻礙，導致血液循環不好。血液不易流至身體末端，就容易引起手腳冰冷的症狀。

何謂骨盆「鬆弛」？

除了骨盆歪斜會造成問題外，骨盆鬆弛也與身體的狀況息息相關。
就讓我們來看看所謂的「骨盆鬆弛」是什麼意思。

「鬆弛」有2種意義

所謂的「鬆弛」一詞，是指①緊繃狀態緩解了，②原本收緊的東西鬆掉了。當這個詞彙的兩種意義放在骨盆的肌肉上時，所代表的卻是兩種截然不同的意思。

①是指骨盆處於不用力的狀態，此時的肌肉沒有產生不必要的緊繃，是一種良好的狀態。適度地放鬆肌肉才能讓肌肉回到原本的位置，以便因應隨時要進行的活動。

而②的狀態則是骨盆沒有發揮該有的力量。

例如說，可以補強關節穩定度的韌帶因為過度伸展而呈現鬆弛狀態、肌肉處於無法進行正常動作的狀態、因年齡增長而導致肌肉的收縮能力下降等等，這些都是造成身體無法充分活動的鬆弛狀態。在這種鬆弛狀況下，肌肉無法達成原本的功能，因此算是一種不佳的狀態。

如同上述，雖然兩種狀況都可以稱為「鬆弛」或「放鬆」，但實則一好一壞。

■ 鬆弛的意涵

底下以彈力繩為例，
解說兩種「鬆弛」的差別。

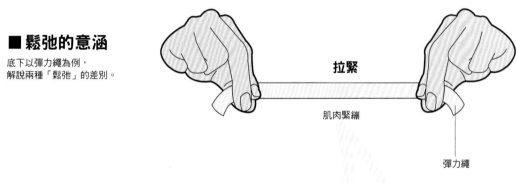

拉緊

肌肉緊繃

彈力繩

不用力拉緊，
繩子就會恢復原狀

放鬆的狀態＝鬆弛

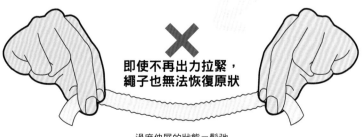

即使不再出力拉緊，
繩子也無法恢復原狀

過度伸展的狀態＝鬆弛

第1章 構成骨盆的骨骼

第2章 構成骨盆的肌肉

第3章 骨盆的動作

第4章 常見的疑問與誤解

第5章 骨盆調整運動

第6章 骨盆調整運動依目的分類

骨盆底的衰弱與尿失禁

特殊的骨盆底構造和其功能性、肌肉鬆弛無法恢復原狀……
這些都會使骨盆底發生問題。

女性的骨盆底較容易鬆弛

在前面已經說明過「鬆弛」的兩種意涵了，若是不良的鬆弛狀況發生在骨盆底，就可能造成尿失禁、生殖器脫垂、具急迫感的尿意等問題。

女性比男性更容易發生骨盆底肌肉鬆弛的問題，因為女性的骨盆底肌肉的開口較男性多，而且女性懷孕、生產時也較容易造成肌肉受傷；此外，女性荷爾蒙中的雌激素減少，也會引發骨盆底肌肉的鬆弛。

骨盆底部原本就必須支撐上半身的體重，總是處在受力狀態；因此，體重增加、年齡增長都會加劇骨盆的歪斜情形。

有尿失禁問題的人，就連打個噴嚏都可能會排出尿液，這是因為打噴嚏時腹壓會瞬間升高，這股力量傳達遞到骨盆底就會引發尿液排出。如果肌肉能即時做出反應，產生對抗壓力的力量，那就不會有任何發生問題發生；但如果肌力衰退，無法瞬間產生動作，那麼就會造成尿失禁。另外，需要瞬間發揮力量的肌肉若是長期沒有機會動作，其功能也會逐漸衰退。

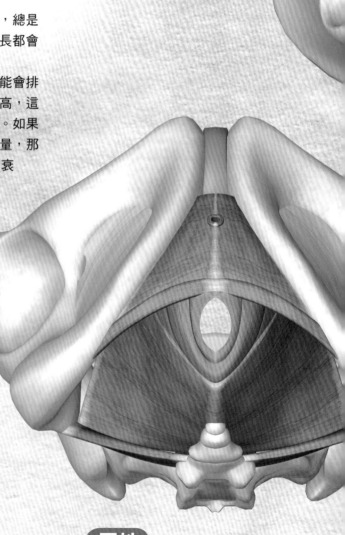

男性

比起女性，男性較不容易發生尿失禁的問題？

關於尿失禁這點，確實可以說是男性的身體構造較女性有利。

男性的肛門一旦收緊，尿道也就會跟著收縮；而女性在肛門和尿道中間還有個陰道，所以即使收縮肛門，頂多也只能帶動陰道往後收緊，無法使尿道也跟著一起收縮。不過，只要持續訓練骨盆底的肌肉，女性也能利用夾緊肛門的力道來收緊尿道。

構造上之所以男女有別，是因為女性必須要生產，而骨盆底的肌肉也因此產生了形式上的差異。為了讓嬰兒能夠順利出生，所以女性骨盆的下方開口比男性的寬廣，骨盆底的肌肉與男性相比，面積也比較大。在骨盆底這個寬大的區域中，男性只有2個開口部，女性卻有3個，因此女性骨盆底肌肉的收縮力也就更容易衰退了。

另外，尿道的長短差異也是造成女性比男性更容易尿失禁的原因之一。女性尿道偏短，尿液一離開膀胱，經過很短的路徑就能排出體外；而男性的尿道長（約女性尿道的5倍），尿液可以蓄積在尿道中。一旦腹壓增加，女性自然較為容易產生尿失禁的問題。

不過，隨著年齡增長而產生的肌肉衰退是男女平等的，男性當然也有可能面臨尿失禁的問題。現在社會大眾對於尿失禁的關注程度已大幅提高了，美國約有1300萬人被判定為有尿失禁症狀，每年在尿失禁問題上所付出的醫療費用超過150億美元以上。

男女性骨盆底的差異

女性

第2章 構成骨盆的肌肉

第3章 骨盆的動作

第4章 常見的疑問與誤解

第5章 骨盆調整運動

第6章 骨盆調整運動依目的分類

薦髂關節會移位嗎？

底下要談論兩個議題：其一，是大家口中常說的「移位」一詞在解剖學上的意義；
其二，長久以來備受討論的「薦髂關節可動性」相關文獻概觀。

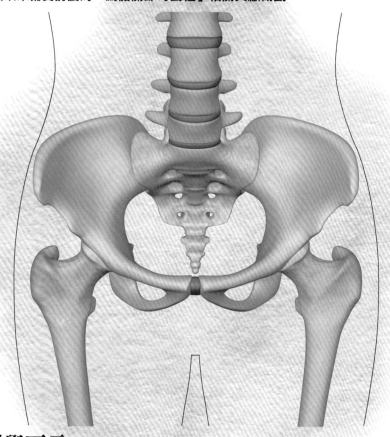

就解剖學而言，
除了懷孕、生產外，
薦髂關節並不會位移或鬆弛

對於骨盆的鬆弛人們有著許多迷思，像是我們或許都聽過「薦髂關節位移了」、「恥骨聯合錯位了」等說法，但實際上除了孕婦以外，一般人除非受到非常強烈的衝擊，否則上述兩個骨頭幾乎不可能產生鬆弛、錯位等情況。

懷孕時，為了讓產道能夠順利擴張，身體會分泌荷爾蒙讓恥骨聯合張開，此時骨盆的另一個結合部位——薦髂關節——也會跟著張開。某些不明因素雖然可能會進一步造成骨盆的結合部位位移，不過這些都是非常特殊的狀況；一般人若是發生薦髂關節位移的話，站立時一定會引發非常劇烈的疼痛，連步行都有困難。

一般所說的因薦髂關節位移、鬆弛而造成的不適症狀，事實上並非關節面的位移所造成的，真正的原因在於當身體受到衝擊時，為了保持姿勢，關節會反射性地固定住，固定肌的收縮造成關節囊、韌帶等的彎曲，但因為骨膜、韌帶中含有相當多的機械式受器（Mechanoreceptor，一種能夠傳遞疼痛感的感覺受器），所以當這些部位產生不當的彎曲後，要再伸展它們就有可能會產生疼痛。

薦髂關節會動嗎？

關於薦髂關節的可動性目前仍有相當多的爭議。據說人稱「醫學之父」的古希臘學者希波克拉提斯（Hippocrates，B.C.460～B.C.377），就是紀錄上第一位認為：薦髂關節只有在懷孕期間會產生可觀察到的運動的人。從那之後一直到今天，人們都持續爭論著：薦髂關節會動嗎？假設會動的話，那薦髂關節是以怎麼樣的角度，往什麼方向動的呢？」等問題。

美國的運動學研究者Oatis整理了大量的文獻後，得到了下列的結論。

1 薦髂關節能產生非常小的運動

2 位於髖骨矢狀面的薦骨迴旋角度為1～8°，平均值為2～3°

3 髖骨上，對薦骨背側的平移運動為0.5～8mm，平均值為2～3mm

4 關於薦髂關節的移動量目前各個報告的差異極大，探究其原因有：年齡、性別，還有關節面、韌帶性聯合、關節構造的不對稱等解剖學上已知的差異，另外關節的退化、變形程度，以及測量時的誤差都是數值差異幅度大

5 沒有外傷時，薦髂關節的最大位移會發生在年輕人（特別是年輕孕婦）身上

另外Oatis也認為，除了大量接觸薦髂關節症候群的臨床醫生、婦產科醫生外，大部分的領域幾乎都漠視薦髂關節的運動在生理學上、臨床醫學上的重要性。

關於薦髂關節的可動性，相信今後一定會有更多基於科學測量與實證的研究報告。

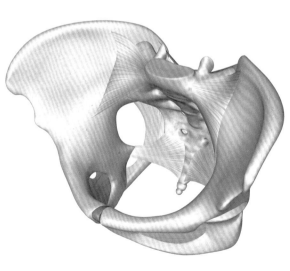

第1章 構成骨盆的骨骼
第2章 構成骨盆的肌肉
第3章 骨盆的動作
第4章 常見的疑問與誤解
第5章 骨盆調整運動
第6章 骨盆調整運動依目的分類

骨盆會打開、閉合嗎？

**「打開骨盆、關閉骨盆」也是常見的誤解，
接著就讓我們來談談這時候骨盆到底發生了什麼事。**

「睡眠時骨盆會張開」的迷思

可能大家或多或少都曾聽過「睡眠時骨盆會張開」這個說法，但實際上骨盆當然不可能會張開，只會像前面章節所說的因為肌肉動作的牽動，而感覺它好像是張開了。

讓我們來看看整個機制吧！睡眠時，身體會更處於放鬆狀態，這時導致髖關節往內側閉合的內收肌、腰大肌會造成臀大肌的收縮變強，使骨盆往外側打開，這狀況稱為「自然緊繃」。只要平躺後把腿伸直，完全不出力，腳尖自然會往外側打開，大家只要試試就能夠明白這個

機制。也正是因為放鬆後腳的重量會使下腹部往外伸展，讓我們覺得好像是骨盆往外打開了。

另外，睡覺時因為自律神經放鬆，所以僵硬的韌帶等組織也會跟著鬆弛。雖然成人的骨盆已經成形，並不會真的產生開閉，不過連結處的結締組織放鬆了，還是會讓人有骨盆好像張開了、伸展了的感覺。

白天活動時身體會使用腰大肌讓髖關節維持往內閉合的狀態，所以人們所說的：「白天骨盆會閉合」，指的應該是這個情形。

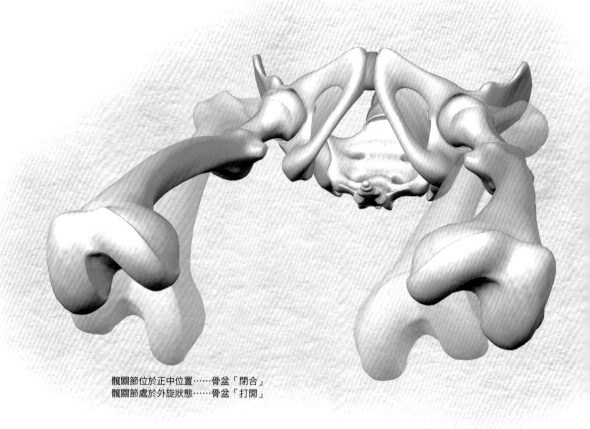

髖關節位於正中位置……骨盆「閉合」
髖關節處於外旋狀態……骨盆「打開」

骨盆也會像肩頸、腰部一樣產生「僵硬」嗎？

骨盆的深層肌肉也是會「僵硬」的，請多加注意

所謂的「僵硬」是指肌肉內的血液循環產生障礙的狀態。以腰部來說，若長時間維持同一個姿勢，或是運動過度，出現疲勞與緊繃的感覺，那麼關節就容易出現疼痛、硬化的狀況，引起所謂的「僵硬」狀態。

骨盆底的肌肉因為不必操控關節，所以並不會有肌肉痠痛的現象，但隨著年齡增長、肌力衰退，血液的循環也會變差，就這樣的情形來說應該也算是「僵硬」的一種。

腰大肌、髂肌這類包覆關節的大肌肉，會產生所謂的僵硬狀態。必須要注意的是，這些深層的肌肉忍耐性極佳，因此不到達一定的程度是不會出現僵硬的症狀的，即便它們已經非常疲憊了，也不會向腦部傳達「僵硬感」的訊息。所以，我們只能透過「忽然覺得腰部的轉動變得有點不順暢了」、「腰好像有點痛」等間接症狀來了解這些肌肉其實已經工作過度了。

位於深層的肌肉一旦出現僵硬症狀就難以支撐骨盆、維持姿勢了，所以每天維持習慣性的伸展活動來消除這些肌肉的疲勞，就是一件非常重要的事。

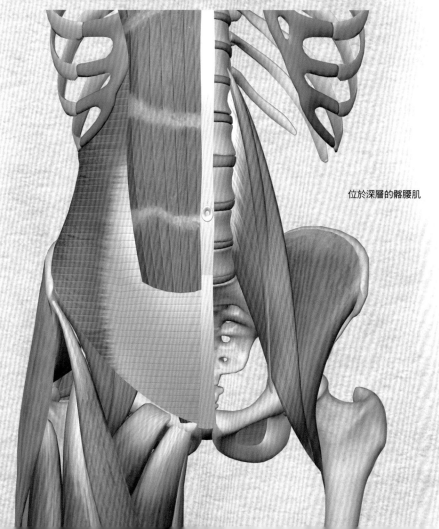

位於深層的髂腰肌

第1章 構成骨盆的骨骼

第2章 構成骨盆的肌肉

第3章 骨盆的動作

第4章 常見的疑問與誤解

第5章 骨盆調整運動

第6章 骨盆調整運動依目的分類

骨盆與姿勢

骨盆的位置與姿勢是息息相關的，
下面就要告訴你如何自我確認的簡單方法。

良好姿勢的條件
腰椎前彎指數與腹壓

　　良好的姿勢與骨盆的位置關係匪淺，如果骨盆傾斜就會導致背部曲線、重心等的改變，而影響到姿勢。

　　一般來說，骨盆前傾的人腰部容易往前凸出（腰椎前彎較強），而骨盆後傾的人則較容易駝背（胸椎後彎較強）。腰部往前凸出就會提高腰痛的風險，而駝背則容易引起慢性肩頸僵硬等問題。

　　不良的姿勢不僅會影響外觀，還會造成日後的疼痛症狀；話雖如此，但要靠平日的自我檢測來發現姿勢是否良好，卻意外地不容易。

　　這裡，就要教大家如何簡單的自我確認姿勢是否良好的方法。

腰椎前彎指數

　　先找出第1腰椎上方後緣與第5腰椎下方後緣的連接線（距離a），從這條連接線各自垂直畫出各腰椎的延伸線後，第3腰椎的延伸線會是最長的（距離b）。數值b/a×100就是「腰椎前彎指數」。腰椎的彎曲（前彎）程度越強，這個數值就會越大；如果脊椎完全筆直，那麼這個數值就為零。骨盆的位置，深深地影響著這個腰椎前彎指數。

■ 腰椎前彎度檢測方法

1 取一條毛巾摺好後放在腰部，
背部貼緊牆壁站立。

2 如果毛巾能塞入牆壁與腰部間的空隙，
那麼腰椎前彎的狀況就是正常的。

3 如果毛巾被擠出來，或是放入毛巾還有滿大的
空隙沒填滿，那麼可能就有腰椎前彎的問題。

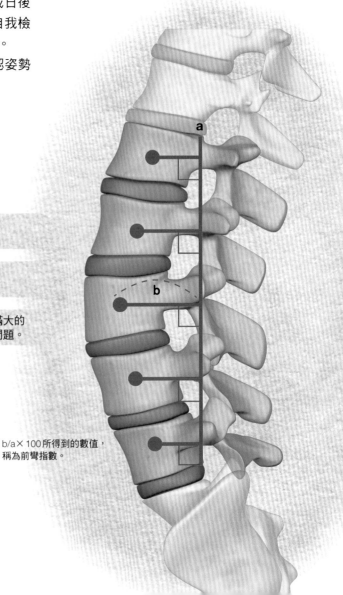

b/a×100所得到的數值，
稱為前彎指數。

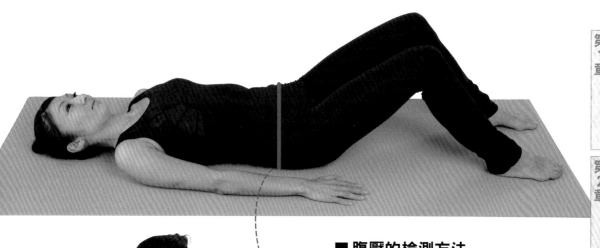

第1章 構成骨盆的骨骼

第2章 構成骨盆的肌肉

第3章 骨盆的動作

第4章 常見的疑問與誤解

第5章 骨盆調整運動

第6章 骨盆調整運動依目的分類

■ 腹壓的檢測方法

① 身體平躺，兩膝立起，腹部完全不出力，讓重力平均分散開來，臟器正常收在骨盆腔內。在通過肚臍的腹部上綁一條繩子。

② 維持綁著繩子的狀態站起來，內臟會因為重力而下沉，腹部也會跟著撐開綁好的繩子，此時對腹部施壓，盡量讓腹部維持與平躺時一樣的狀態。這時施加在腹部上的壓力，就是維持內臟不下垂時所需的正常腹壓。記住這個感覺，並且在日常生活中時時注意維持。

腹壓

　　要維持良好的姿勢，「腹壓」也是不可或缺的環節。腹壓指的是收緊腹部時所用的力量，若是沒有腹壓，內臟就無法收納在正確的位置，而出現下腹凸出、鼓脹。若是能適度地保持腹壓，骨盆就能維持在正常的位置上，並呈現穩定的狀態。

　　施加腹壓的行為會使用到抗重力肌，因此也能讓骨盆保持穩定。在日常生活中隨時保持適當的腹壓，就能維持良好的姿勢；只要給予腹部適切的壓力，不良的姿勢也會跟著改善。

　　各位可以利用上述的方法馬上進行自我檢測。

因為日常習慣所導致的骨盆歪斜

為什麼骨盆會產生歪斜呢？
每天生活習慣中的不良動作就是引起歪斜的主要原因。

某些習慣性的動作正是引起骨盆歪斜的主因

引起歪斜的原因有很多，正如前面章節所說的，骨盆的歪斜是由肌肉緊繃所引起的，因此大部分有骨盆歪斜問題的人，都肇因於肌肉的使用不當。

以走路這個動作為例子：走路時，每個人在體重分配、腳底著地的方法上都有各自的習慣。有些人在踏出前腳時會習慣把腳往外移；也有人在腳落地時會習慣性將體重分散到小指那一側。這些動作與習慣都會導致與步行相關的肌肉無法均衡出力，致使某些特定部位用力過度。不當的

走路方式、錯誤的姿勢時間久了就會讓症狀慢性化，最後以骨盆歪斜的形式出現。

即便是走路時沒有特殊的癖好，但若因扭傷而導致行走姿勢失去平衡時，也有可能因此引起骨盆歪斜。

此外，日常生活中許多無意識的行為、習慣也是造成骨盆歪斜的原因。即便某個動作本身並沒有問題，但若長時間處於該狀態，肌肉還是會失去平衡的，身體也會以「骨盆歪斜」的方式發出警訊。

■ 引起歪斜的原因

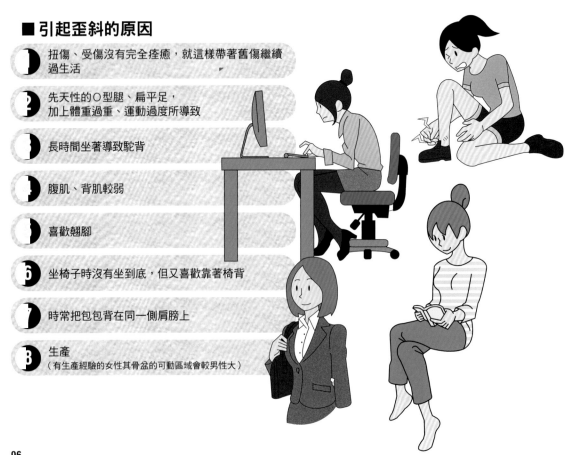

1. 扭傷、受傷沒有完全痊癒，就這樣帶著舊傷繼續過生活

2. 先天性的O型腿、扁平足，加上體重過重、運動過度所導致

3. 長時間坐著導致駝背

4. 腹肌、背肌較弱

5. 喜歡翹腳

6. 坐椅子時沒有坐到底，但又喜歡靠著椅背

7. 時常把包包背在同一側肩膀上

8. 生產
（有生產經驗的女性其骨盆的可動區域會較男性大）

檢測你的骨盆是否有歪斜與鬆弛

骨盆的歪斜、鬆弛平時不易察覺。
在這裡，將舉出日常生活中能夠自我檢測的項目，
只要有1項相符，就可能有骨盆歪斜、鬆弛的問題。

第1章 構成骨盆的骨骼
第2章 構成骨盆的肌肉
第3章 骨盆的動作
第4章 常見的疑問與誤解
第5章 骨盆調整運動
第6章 骨盆調整運動依目的分類

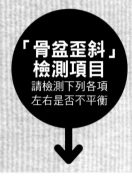

「骨盆歪斜」檢測項目
請檢測下列各項
左右是否不平衡

- 腳伸直時左右腳長度不一
- 鞋底的磨損不均
- 左右肩膀的高度不同
- 骨盆（腰）的高度不同
- 抱著雙膝時，膝蓋的中心點不在身體的中央
- 抱著雙膝時，左右膝蓋的高度不同
- 橫躺時，腳尖的角度左右不等
- 穿著服裝時，左右有一方容易移位（像是穿裙子時，裙子老往某個方向移轉）
- 雙手舉起時，左右高度不同
- **10** 坐著將腳掌合併時，左右膝蓋的高度不同

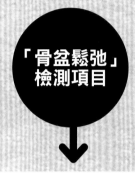

「骨盆鬆弛」檢測項目

- **1** 咳嗽、打噴嚏時會尿失禁（漏尿）
- **2** 笑的時候會尿失禁（漏尿）
- **3** 提重物、跑步時會尿失禁（漏尿）
- **4** 有過沒有尿意卻尿失禁（漏尿）的經驗
- **5** 因擔心尿失禁（漏尿）而避免進行運動
- **6** 曾有生產經驗
- **7** 產後曾有尿失禁（漏尿）的經驗
- **8** 即將停經
- **9** 容易便秘
- **10** 體型胖胖的

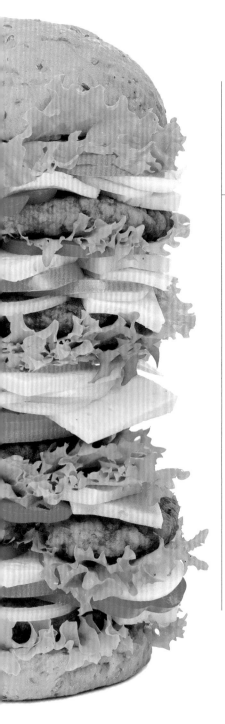

只要矯正骨盆的歪斜，代謝就會上升，而且還能控制過剩的食慾？

「只要矯正了骨盆一切都會改善」，這樣的想法太過武斷

　　我們將骨盆、代謝、食慾分開來考慮。

　　首先，骨盆歪斜的話，就會直接帶給身體各種不適的症狀，可能會產生骨骼、肌肉的疼痛或僵硬，也可能造成血液循環不良。這樣一來代謝就會下降，內臟、自律神經等也會跟著無法正常作用，不過這並不表示代謝會在在短期內下降。

　　再者，食慾方面呢？過剩的食慾與骨盆的歪斜之間或許有所關聯，不過目前並沒有任何可以證明的證據。即便是骨盆歪斜會影響食慾，但有些人只要腸胃不舒服、少吃就會瘦下來，也有些人是因為身體能量不足導致食慾旺盛，最後發胖的。

　　骨盆歪斜的狀況解決後，對於腦部的壓力也會減輕，讓身體逐漸恢復正常的機能，但這並不代表能夠控制過剩的食慾等問題。

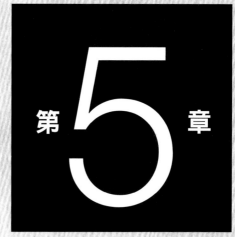

第5章

利用骨盆調整運動
來改善骨盆歪斜與鬆弛

骨盆是身體的基座，附著在骨盆上的肌肉若是無法良好動作，
就會導致骨盆歪斜、鬆弛，造成骨盆的整體功能下降。
調整骨盆肌肉的平衡是解決骨盆問題的方法之一。

※骨盆之所以會歪斜、鬆弛是因為站立
時，骨盆周圍那些負責維持靜止姿勢
的肌肉緊繃、收縮狀態不當，導致身
體前後左右看起來不平衡所致。實際
上，骨盆本身並不會歪斜，也不會鬆
弛。若身體產生不自然的緊繃、鬆
弛，力量的傳導就會變差，導致支撐
體重的骨盆機能下降。

※肌肉的運動，除了肌肉本身以外，還
包含了周圍的結締組織（筋膜、肌腱、關
節囊、韌帶、網狀組織）。結締組織為脈管
（動脈、靜脈、淋巴管）、神經等的通道，
而脈管能讓體液循環。雖然其實應該
要更深入地細分探討結締組織才對，
不過本書為了方便，所以在這個章節
中，把結締組織包含在「肌肉」的運
動中一起做討論。

※介紹到的運動，請務必左右兩邊都確
實進行。

放鬆運動

髖關節
背面與體側
骨盆

改善骨盆歪斜

強化運動

腰背部肌肉	外旋肌
腹肌	內收肌
體側肌肉	外展肌
髂腰肌	

伸展運動

腰部	外旋肌
髂腰肌	膕旁肌
體側	髖關節周圍的其他肌肉
外展肌	
體側與外展肌的複合運動	強化&伸展綜合運動

何謂
骨盆調整運動？

　　骨盆調整運動的首要目標，就是讓骨盆（身體的基座）肌肉恢復柔軟度，並且提昇收縮力，進而消除引發各種不適症狀的骨盆「歪斜」與「鬆弛」。

　　不只是骨盆週邊的肌肉，所有的肌肉都必須要「收縮恢復到原本狀態」，才能夠確實發揮動作與力量；肌肉衰弱無法充分收縮，或是僵化而失去伸縮性的話，除了肌肉本身會無法適當動作外，也會妨害其他一起聯合動作的肌肉，引發歪斜狀況。為了避免這樣的狀況，透過運動強化已經變弱的肌肉，放鬆已經僵硬的肌肉，並利用伸展讓肌肉恢復原有的柔軟度，是非常重要的課題與目標。

　　雖說如此，但到底是造成歪斜、鬆弛問題的

第1章 構成骨盆的骨骼

第2章 構成骨盆的肌肉

第3章 骨盆的動作

第4章 常見的疑問與誤解

第5章 骨盆調整運動

第6章 骨盆調整運動依目的分類

改善骨盆鬆弛

骨盆底運動

親身感覺骨盆底的動作
利用健身球感覺動作
與呼吸律動一起感受動作

肌肉「本身弱化失去功能」？還是這些肌肉「僵化而導致動作不順暢」？抑或是兩個問題都有？因為狀況很難明確界定，因此後面章節中介紹的運動，全部都是能夠綜合性（肌力、持久力、柔軟度）調整功能的運動。

改善骨盆歪斜的運動

關於改善骨盆歪斜的運動，底下分成「放鬆」、「強化」、「伸展」三個部份來介紹。

• 放鬆

藉由「搖擺」、「甩動」、「摩擦」等動作，緩和過度緊繃的肌肉，讓肌肉能夠回復到原來的狀態。這些動作能夠促進血液循環，並且提昇肌肉的溫度，所以建議在其他運動開始前先進行放鬆，提昇運動的整體效果。

• 強化

強化運動能夠提高肌肉的收縮力；若是肌肉收縮力下降，就會開始衰退，所以讓肌肉回到適當的收縮狀態，才能夠在需要時發揮應有的功能。「強化」運動中，會重複進行用力的動作，以提昇肌肉的收縮力。

• 伸展

凝滯、硬化的肌肉會失去伸縮性，而進行伸展運動，能夠讓肌肉恢復原本有的柔軟度。運動時，讓肌肉的起端、止端距離拉開，伸展10～15秒，以幫助肌肉回復原有的柔韌度，同時也能幫助肌肉的血流回到正常的狀態。

改善骨盆鬆弛的運動

針對骨盆底肌肉所特別打造的運動，能夠改善骨盆鬆弛的問題。

骨盆底的肌肉與其他肌肉不同，無法透過關節運動來進行鍛鍊；此外，隨著年齡增長，骨盆底肌肉會逐漸失去彈力，變得容易鬆弛，而且女性生產時還會造成骨盆底承受極大負荷，使得鬆弛問題更加嚴重。

改善骨盆歪斜的運動

骨盆前傾型

這種類型的人，主要又可細分為「過度前凸後翹（屁股突出，胸部如鴿胸般凸出）體型」以及「產後‧年齡增長體型」兩種。

＜＜過度前凸後翹體型＞＞

特徵在於胸部、屁股部位凸出，乍看之下雖然好像姿勢良好，但其實腹肌處於較弱的狀態，骨盆也嚴重前傾。這類型的人做往後彎腰的動作時會不舒服，容易有腰痛問題。

＜＜產後‧年齡增長體型＞＞

這種體型的人，因生產、年齡增長，導致腹肌容易極度衰弱。腹肌力量一弱，小腹就會凸出，為了要掩飾小腹，就很容易駝背。另外，這種體型者的另一個特徵，是膝蓋方向會朝外。

骨盆前傾──屁股突出‧胸部如鴿胸般凸出體型

 肌肉狀態 → 腹肌▶弱　　臀部肌肉‧膕旁肌▶弱
　　　　　　　　　髂腰肌▶硬　　腰部▶硬

 運動的目的 → 小腹凸出，是因為腹橫肌弱化，造成腹部無法往內收縮所致。腹橫肌是對腹部施加壓力的肌肉；強化腹壓，骨盆也能夠回復到正確的位置。另外，除了腹肌以外，這類型的人臀部肌肉、膕旁肌也較弱，所以必須要合併一起強化。造成骨盆前傾的原因，一般認為可能是因為髂腰肌僵硬、持續維持在收縮狀態，或是腰部持續緊繃收縮，因此務必要進行髂腰肌、腰部的放鬆與伸展。

 運動清單 → 放鬆▶髖關節、背面與體側、骨盆　　強化▶腹肌
　　　　　　　　　伸展▶腰部、髂腰肌

骨盆前傾──產後‧年齡增長體型

 肌肉狀態 → 腹肌▶弱　　髂腰肌▶弱
　　　　　　　　　腰部▶硬　　膕旁肌▶硬

 運動目的 → 這類型的人與上一個類型的人一樣，腹部凸出，所以必須要強化腹肌，讓骨盆能夠保持原本的豎立狀態。這種體型的人，因為腹部凸出，所以往往會利用駝背來掩飾，導致從背部到腳底（背面全體）都維持緊繃狀態，所以必須要放鬆、伸展背面全體，讓這些地方恢復柔軟度。此外，強化髂腰肌才能夠幫助骨盆維持穩定不再傾斜。

運動清單 → 放鬆▶髖關節、背面與體側、骨盆　　強化▶腹肌、髂腰肌
　　　　　　　伸展▶腰部、髂腰肌

進行骨盆歪斜改善運動，可以解除歪斜的狀態，配合骨盆動作的方式，底下將狀況分成骨盆前傾、後傾、左右高度有差異、脊椎迴旋、髖關節迴旋共5種類型來介紹。當然，造成骨盆歪斜的原因不一定只有一種，有時候一個人也可能會同時擁有多種類型的問題，所以請選出你認為最符合自身狀況的類型即可。另外，如果無法判斷自己屬於哪種類型，建議可以諮詢專業運動教練、復健師等專家，找出自己的類型。

骨盆後傾型

　　這個類型的代表為「駝背・垂屁股型」。

　　這類型的人因為膕旁肌的緊繃度高，臀部肌肉衰弱，所以骨盆處於往後下沉的狀態，導致外觀上看起來有屁股下垂的感覺；而上半身為了維持前後平衡，因此會產生駝背狀況。年齡的增長也容易引發這種體型。

骨盆後傾──駝背・垂屁股型

肌肉狀態 →	腹肌 ▶ 弱 髂腰肌 ▶ 弱 腰背部的肌肉 ▶ 弱 膕旁肌 ▶ 硬 骨盆沒有自然傾斜的狀況
運動目的 →	骨盆之所以會往後傾斜，多半是因為膕旁肌僵硬拉扯所造成的，所以必須要仔細確實地放鬆、伸展膕旁肌。另外，腰背部的肌肉（豎棘肌群的下部）、髂腰肌與腹肌弱化，也會導致骨盆往後傾斜。運動時，要雙方面都顧及到，各自進行強化運動。
運動清單 →	放鬆 ▶ 髖關節、背面與體側、骨盆 強化 ▶ 腰背部、腹肌、髂腰肌 伸展 ▶ 膕旁肌

第1章　構成骨盆的骨骼

第2章　構成骨盆的肌肉

第3章　骨盆的動作

第4章　常見的疑問與誤解

第5章　骨盆調整運動

第6章　骨盆調整運動依目的分類

骨盆上下型

　　從正面觀察這種類型的人時，會發現他的左右骨盆（髂嵴）左右高度不同，因此又可稱之為「左右差異體型」。

　　當人體的單邊骨盆偏上而導致另一側骨盆下沉時，就會產生這種骨盆左右有高低差的體型。導致骨盆有左右高低差的原因可分為2種：第一種是因為單邊腰部、腹部肌肉過度緊繃，使得該側骨盆往上偏，所以另一邊骨盆就會跟著往下降；另一種則是因為單側的外展肌緊繃程度強，導致該側骨盆往下偏斜，使得另一邊的骨盆往上抬起。

　　當上方部份的腰方肌、側腹肌，下方部份的外展肌的左右緊繃（收縮）程度產生差異時，都會造成骨盆單側往上翹高或往下偏斜。

骨盆上下——左右差異體型

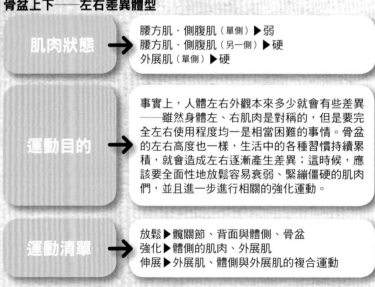

肌肉狀態 →	腰方肌‧側腹肌（單側）▶弱 腰方肌‧側腹肌（另一側）▶硬 外展肌（單側）▶硬
運動目的 →	事實上，人體左右外觀本來多少就會有些差異——雖然身體左、右肌肉是對稱的，但是要完全左右使用程度均一是相當困難的事情。骨盆的左右高度也一樣，生活中的各種習慣持續累積，就會造成左右逐漸產生差異；這時候，應該要全面性地放鬆容易衰弱、緊繃僵硬的肌肉們，並且進一步進行相關的強化運動。
運動清單 →	放鬆▶髖關節、背面與體側、骨盆 強化▶體側的肌肉、外展肌 伸展▶外展肌、體側與外展肌的複合運動

脊椎迴旋型

「偏轉體型」就是這類型骨盆問題的代表，就外觀上來說，這類型的人的臉部、肚臍會往同一個方向偏轉。一般認為，腹斜肌、腰部肌肉的左右伸縮性有所差異，都有可能造成這種體型發生。

脊椎迴旋──偏轉體型

肌肉狀態 →	內・腹外斜肌▶左右的伸展度有差異 腰大肌▶左右的伸展度有差異 腰部▶硬
運動目的 →	骨盆為了達成日常生活的各種動作（像是步行等等），必須要時常產生「迴旋」，而在這時候脊椎就會產生一股與骨盆方向相反的力量。當骨盆迴旋時，主要動作的肌肉為腰大肌，還有脊椎部位的肌肉也會一起幫助動作完成；另外，脊椎產生迴旋時，位於脊椎深層的多處細小肌肉也會跟著動作，所以訓練時，要細緻、仔細地動到這些肌肉。
運動清單 →	放鬆▶髖關節、背面與體側、骨盆 強化▶腰背部、腹肌 伸展▶腰部

第1章 構成骨盆的骨骼

第2章 構成骨盆的肌肉

第3章 骨盆的動作

第4章 常見的疑問與誤解

第5章 骨盆調整運動

第6章 骨盆調整運動依目的分類

髖關節迴旋型

　　O型腿或X型腿（內八字腿）體型的人，就是髖關節迴旋型的代表，這類型的人，股骨的部份有外旋（O型腿）或內旋（X型腿）的問題。

　　當髖關節的內收、外展以及內旋、外旋肌肉的伸展度失去平衡，就會造成髖關節迴旋體型。當外展肌、外旋肌僵硬，或是內收肌較弱，膝蓋就會往外凸出產生O型腿；而若內收肌肉僵硬，或者是外旋肌肉衰弱，膝蓋則會往內偏導致X型腿。

髖關節迴旋──O型腿·X型腿體型

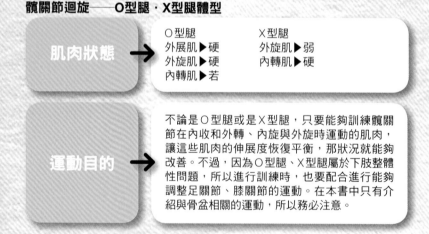

肌肉狀態	O型腿 外展肌▶硬 外旋肌▶硬 內轉肌▶若	X型腿 外旋肌▶弱 內轉肌▶硬

運動目的 → 不論是O型腿或是X型腿，只要能夠訓練髖關節在內收和外轉、內旋與外旋時運動的肌肉，讓這些肌肉的伸展度恢復平衡，那狀況就能夠改善。不過，因為O型腿、X型腿屬於下肢整體性問題，所以進行訓練時，也要配合進行能夠調整足關節、膝關節的運動。在本書中只有介紹與骨盆相關的運動，所以務必注意。

運動清單 → 放鬆▶髖關節、背面與體側、骨盆
強化▶內收肌、外展肌
伸展▶腰部、外展肌、髖關節周圍、強化＆伸展綜合運動

改善骨盆歪斜

放鬆

- 讓日常生活中僵硬、處於緊繃狀態的肌肉回復到原有的自然狀態
- 促進血液循環，並增進肌肉與神經的反射

目的

- 儘可能以不用力的方式活動身體

注意事項

- 3～5次

進行次數的基準

A 放鬆髖關節

腳尖 Bye Bye
搖搖腳
揮動膝蓋
搖晃骨盆

B 放鬆背面與側面

拍敲腳底
拍敲腰部
平躺草裙舞

C 放鬆骨盆

坐骨踏步
坐骨抬起
坐骨抬起 & 坐骨踏步
薦骨抬起

放鬆髖關節

髖關節除了附著許多的肌肉以外，周圍還集中了許多大血管、淋巴結、淋巴管。幫助促進通往骨盆的血液、淋巴流動，能夠讓肌肉的動作更加順暢。

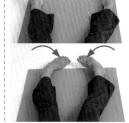

感覺利用髖關節的力量，帶動雙腳往相反方向動作。

❶ 橫躺，放鬆手、腳。雙腳張開與骨盆同寬。

❷ 感覺像是在用腳尖說「Bye Bye」一樣，左右擺動。

A-01

腳尖Bye Bye

point
膝蓋以下盡量不要用力，感覺都是利用髖關節帶動腳尖進行動作。

刺激髖關節周圍的肌肉，可以幫助促進週邊的血液、淋巴流動。利用橫躺的姿勢進行，可以讓維持站姿時動作的肌肉（抗重力肌）放鬆，血液循環、淋巴流動也會比站著、坐著時更容易回到心臟部位。

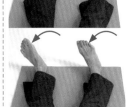

感覺利用髖關節的力量，帶動雙腳往同個方向動作。

❶ 從小腿部位到腳踝進行甩晃搖動，腳的地方盡量不要用力。

這個運動藉由刺激小腿肚部位的肌肉，促進通往骨盆的血流更順暢。小腿肚的肌肉能將下肢的血液送回心臟，扮演著重要的角色。把腿往上抬起搖動，能讓下腿部的血液更容易回流至骨盆。

A-02

搖搖腳

point
讓腳跟保持在骨盆的正上方。

VARIATION

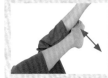

利用單邊腳的腳背輕輕敲打另一側的小腿，更能夠促進血液循環。

❷ 橫躺後，抬起雙腿。膝蓋輕輕放鬆。

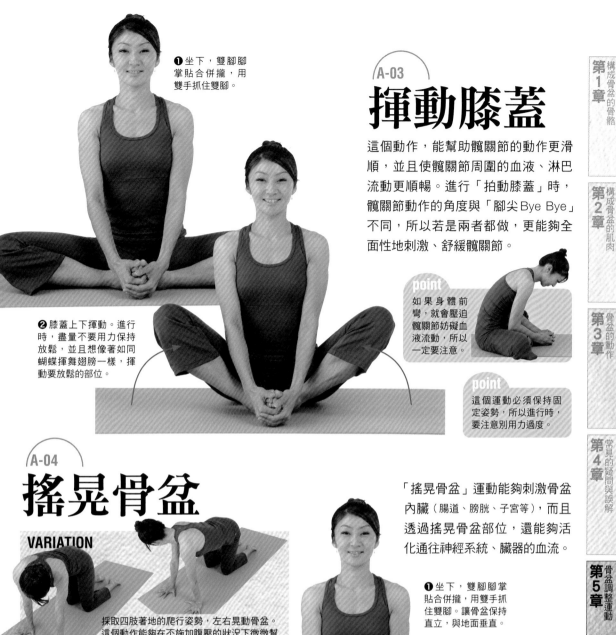

❶ 坐下，雙腳腳掌貼合併攏，用雙手抓住雙腳。

A-03
揮動膝蓋

這個動作，能幫助髖關節的動作更滑順，並且使髖關節周圍的血液、淋巴流動更順暢。進行「拍動膝蓋」時，髖關節動作的角度與「腳尖 Bye Bye」不同，所以若是兩者都做，更能夠全面性地刺激、舒緩髖關節。

point
如果身體前彎，就會壓迫髖關節妨礙血液流動，所以一定要注意。

point
這個運動必須保持固定姿勢，所以進行時，要注意別用力過度。

❷ 膝蓋上下揮動。進行時，盡量不要用力保持放鬆，並且想像著如同蝴蝶揮舞翅膀一樣，揮動要放鬆的部位。

A-04
搖晃骨盆

VARIATION

採取四肢著地的爬行姿勢，左右晃動骨盆。這個動作能夠在不施加腹壓的狀況下微微幫助內臟活動，因此也很適合孕婦進行。

「搖晃骨盆」運動能夠刺激骨盆內臟（腸道、膀胱、子宮等），而且透過搖晃骨盆部位，還能夠活化通往神經系統、臟器的血流。

❶ 坐下，雙腳腳掌貼合併攏，用雙手抓住雙腳。讓骨盆保持直立，與地面垂直。

❷ 模仿不倒翁，將重心集中在1個點上，然後往左右搖晃骨盆。當一邊膝蓋碰地後，就馬上反彈往另一邊搖動。腰部維持柔軟、左右彎動，保持身體平衡。

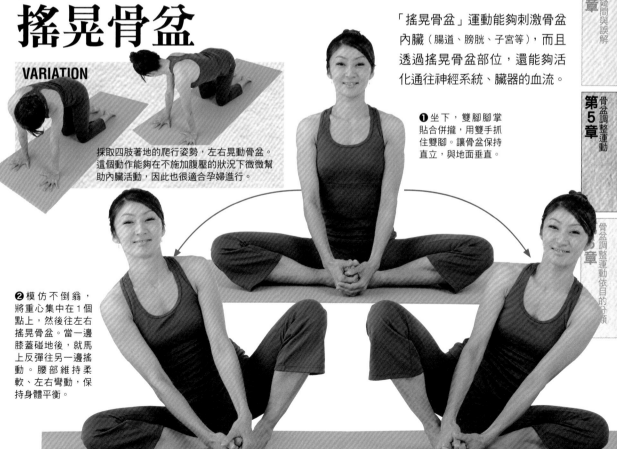

放鬆背面與側面

為了要保持姿勢，背面與體側隨時隨地都在動作，持續收縮。
透過放鬆，能幫助這些部位舒緩緊繃，讓它們恢復到原有的自然狀態。

B-01
拍敲腳底

Ⅰ 以平放著腿的姿勢進行

這個運動，能讓站立時一直保持緊繃的腿部後方肌肉放鬆。腿部背後即使伸展也難以放鬆，所以必續藉由拍打等外在刺激來幫助它舒緩。

VARIATION
膝蓋不容易伸直的人，可以在膝蓋下方墊個毛巾，幫助膝蓋伸直。

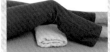

❶ 平躺在瑜伽墊（或是柔軟的墊子）上，將膝蓋彎曲抬高（高度約等同1個拳頭）。

❷ 伸展放鬆膝蓋，讓腿部背面全體拍到地面；同時間，另一邊膝蓋彎曲抬起，依照這個韻律左右交互拍打腿部後方。

point
若是讓腿部後方的膝蓋用力，就難以得到放鬆效果，所以抬起膝蓋時，注意高度不可以太高。

Ⅱ 以抬起腿部的姿勢進行

這個運動與Ⅰ一樣，能夠放鬆腿部背面的肌肉。進行時必須抬起腳跟，因此較Ⅰ更為困難，適合已經熟練的人。抬起腿部全體，再落下拍打敲擊地面，能夠刺激腿部後方整體。

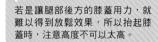

point
讓腿落下時，儘可能地讓所有力量放鬆。若是心裡想著要控制腿部，就會不小心增加力道，所以一定要注意。

❶ 平躺在瑜伽墊（或是柔軟的墊子）上，先將一邊的腿部抬起離地，再仿照一樣動作抬起另一條腿，讓雙腿維持在15cm以內的高度併攏。膝蓋可以伸直或微微彎曲。

LEVEL DOWN
伸直膝蓋如果不舒服，那也可以彎曲膝蓋進行。

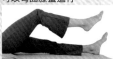

❷ 吐氣的同時，讓整個腿部「碰」地往地面落下。進行時，把腿部的力量全部放掉。

第1章 構成骨盆的骨骼
第2章 構成骨盆的肌肉
第3章 骨盆的動作
第4章 常見的疑問與誤解
第5章 骨盆調整運動
第6章 骨盆調整運動依目的分類

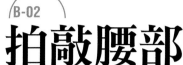

拍敲腰部

這個運動能夠幫助放鬆腰部、背部肌肉。腰部、背部的肌群平時工作量大，因此常常維持在緊繃的狀態下。利用外在的刺激，可以幫助放鬆這些部位。

VARIATION
往後彎腰會不舒服的人，可以彎曲腰部進行。

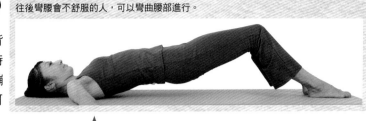

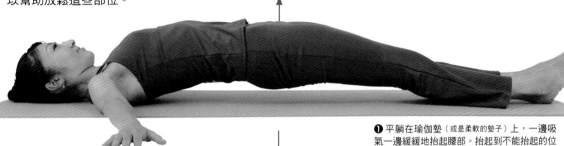

❶ 平躺在瑜伽墊（或是柔軟的墊子）上，一邊吸氣一邊緩緩地抬起腰部。抬起到不能抬起的位置後，稍微閉氣停止呼吸。

❷ 像是在嘆息般地徐徐吐氣，一邊「碰」地讓腰部落下。平躺著進行一次呼吸後，再繼續重複進行運動。

平躺草裙舞

透過左右交互押低骨盆，刺激身體側面的肌肉。平躺進行，身體側面不會受到重力影響，因此不會對腰部造成負擔。

❶ 雙腳打開與骨盆同寬，雙手放在髂骨位置上。接著用一邊的手推押，一邊讓該側骨盆往下方移動。

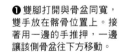

point
只要利用手的力量往下押動骨盆即可，不需要太大的移動。

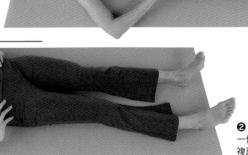

❷ 接著用另一邊的手推押另一側骨盆。左右交互進行，重複讓骨盆上下移動。

放鬆骨盆

坐著時，若能讓體重置於坐骨結節上，
就能夠幫助伸直背部，讓骨盆處於正確的位置。
下面就透過運動，讓身體記住骨盆的正確位置吧！

❶ 坐在地上，讓坐骨結節與地面保持垂直，膝蓋微微彎曲，手擺在腿的根部。一邊吐氣，一邊將單側的坐骨結節往前推出。

C-01
坐骨踏步

point

進行時，想像著坐骨結節貼合地面，每次往前1～2cm。要注意的是，移動時，腰部的高度並不會改變。

NG

透過坐骨踏步的動作，幫助身體記住骨盆的正確位置與適切的活動方法。

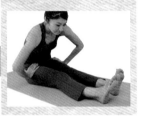

❷ 接著把另一邊坐骨結節往前推出。依照這樣的步驟，左右交互推出坐骨結節。

point

下腹部用力，一邊施加腹壓一邊進行，可以使得腿部更容易往前。

C-02
抬起坐骨

進行時，要把坐骨結節抬起離開地面；透過這樣的運動，可以幫助我們記住當骨盆位於正確位置時，應該怎麼使用腹斜肌、腰方肌，並且提高我們對於肌肉的注意力。

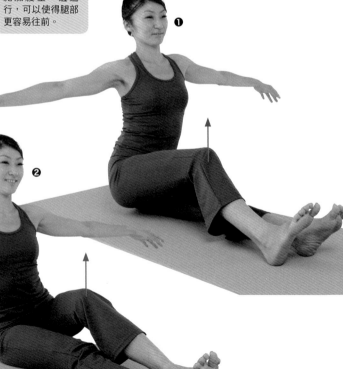

坐在地板上，讓坐骨結節與地面保持垂直，接著就這樣把左、右的坐骨結節交互抬起。把雙手橫向平舉，保持肩膀高度不變，只讓腰部以下進行動作；同時讓腳尖自然往上即可。進行時，膝蓋微微彎曲也無妨。

第1章 構成骨盆的骨骼

第2章 構成骨盆的肌肉

第3章 的動作

第4章 常見的疑問與誤解

第5章 骨盆調整運動

第6章 骨盆調整運動依目的分類

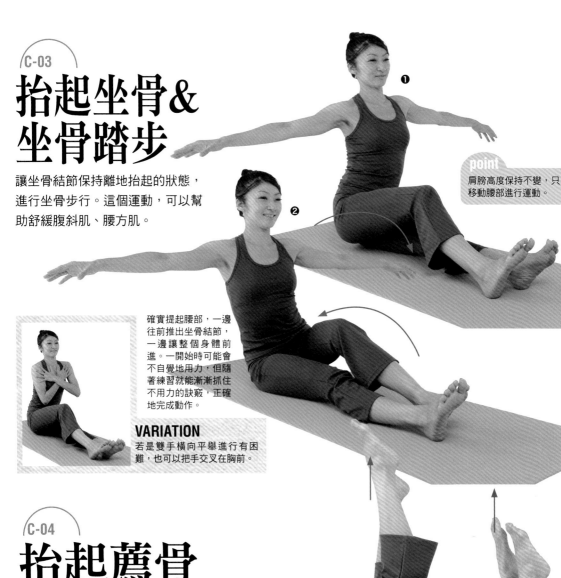

C-03

抬起坐骨&
坐骨踏步

讓坐骨結節保持離地抬起的狀態，進行坐骨步行。這個運動，可以幫助舒緩腹斜肌、腰方肌。

point
肩膀高度保持不變，只移動腰部進行運動。

❶

❷

確實提起腰部，一邊往前推出坐骨結節，一邊讓整個身體前進。一開始時可能會不自覺地用力，但隨著練習就能漸漸抓住不用力的訣竅，正確地完成動作。

VARIATION
若是雙手橫向平舉進行有困難，也可以把手交叉在胸前。

C-04

抬起薦骨

這個運動，能夠改善腰部到薦骨部位的肌肉僵硬。連結薦骨的肌肉硬化，或是這個部位的血液循環不好，就容易產生疼痛不適的感覺。透過抬起雙腿的動作，能夠讓腰部保持輕鬆，同時達到放鬆肌肉的效果。

❶橫躺抬起雙腿，保持腳跟位於骨盆正上方。雙手往身體兩側伸直，雙肩著地。腰部不要用力，將單邊的薦骨從地面微微抬起。

point
進行時，只讓腰部本身輕微動作即可。若是上半身用力，骨盆就會無法放鬆，讓整體動作目的變成訓練肌肉。

point
抬起薦骨時，注意別讓膝蓋往身體的方向彎倒。

❷放下薦骨後，另一側也仿照同樣步驟進行動作。就這樣左右交互進行下去。

即使沒有骨盆歪斜的問題，還是要多做骨盆調整運動，對身體比較好？

骨盆運動不僅能夠矯正歪斜問題，透過這些運動，也能夠「檢查」骨盆的狀況，所以建議各位保持做骨盆運動的習慣。為了檢視身體狀況，就算只從1種開始做起也無妨。進行運動時，如果能夠順暢地動作的話當然很OK，而若是無法順利進行，那為了保險起見，更應該每天確實地花些時間進行骨盆運動。只要能夠輕鬆不費力地完成動作，那就表示你的骨盆姿勢並沒有問題。

設計來調整姿勢的運動和藥物不同，不需要等到身體不舒服時才進行，只要每天務實地做，那麼不僅能夠達到預防效果，還能夠維持美麗的姿勢、收放自如的動作，外觀上也可以得到各種好處。

骨盆的肌肉，特別是骨盆底的肌肉，會隨著年齡而漸漸產生各種問題，所以為了維持身體機能，建議各位更要持續不懈地做骨盆運動。

做運動而造成身體疼痛、不適，大多是肇因於「運動過度」、「做得太過火」。進行運動時，為了得到「我做到了！」的成就感，或是想要自己做到滿意的地步，往往就會過度刺激造成身體的負擔，而此時人們卻時常因為覺得情緒上很舒服，而忽略了自己其實已經「運動過度」這一點。在運動中應該要改變自己的想法與意識，留意「應該停止」的時間點。就算只進行1回運動，不論是正面或是負面的提醒，都應該要確實地告訴自己「很舒服了」、「膩了」、「做得很好」，然後結束運動，避免自己運動過度。最後在運動結束後，也別忘了要補充水分，並且進行最後的緩和運動（Cooling-down）。

改善骨盆歪斜

強化

- 強化那些衰弱、無法發揮力量的肌肉
- 鍛鍊肌肉以幫助骨盆維持在正確的位置

目的

- 進行時,要把注意力集中在訓練的肌肉上
- 動作中要吐氣,靜止時則進行自然呼吸

注意事項

- 3～5回。姿勢維持的時間為 5 秒鐘
- 習慣後可以加長至 10 秒鐘、15 秒鐘

進行次數的基準

D 強化腰背部肌肉

上半身後彎
背部伸直運動
背部伸直平衡

E 強化腹肌

輕鬆版仰臥起坐
維持線條運動
腹部平坦運動
腰部扭轉運動

F 強化體側肌肉

膝蓋碰肘運動
骨盆側抬運動

G 強化髂腰肌

單邊大腿抬起

H 強化外旋肌

踢腳跟運動

I 強化內收肌

夾毛巾運動
側躺抬腿運動

J 強化外展肌

臀部側抬運動(臀部曲線運動)

強化腰背部肌肉

這個單元的運動,能夠強化豎棘肌群、腰背部的肌肉。
鍛鍊時,也要交互訓練到擔任拮抗肌角色的腹肌,才會有效。

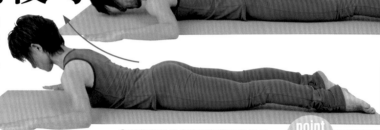

D-01
上半身後彎

用「從豎棘肌群的下部往上部依序收縮」的感覺,將上半身往後彎曲。

❶ 趴著讓鼻尖碰地,雙手手肘彎曲,保持輕鬆舒服的姿勢。

point
從胸部擴展的姿勢開始運動。如果背部彎曲,會讓背肌無法有效率地動作。

point
腹部用力,能讓脊椎後彎的姿勢維持穩定。

❷ 想像著從骨盆往頭部彎曲脊椎骨,一直到胸口部位都保持抬起。維持這個姿勢5秒鐘後,慢慢回到原本的狀態。

point
恢復原本姿勢時,最後要讓鼻尖著地。如果抬起下巴或是頭部後仰,都會讓背肌不易順利運動。

LEVEL UP
雙手離地往前伸展,能夠增加強化效果。

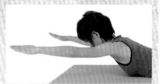

D-02
背部伸直運動

站立時,腹肌會協助背肌動作,維持姿勢。進行這個運動,可以一邊感覺背部背負重力(負荷)的位置所相對的腹肌也會共同作用,一邊進行背肌強化。

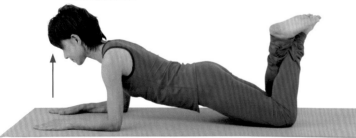

❶ 趴著讓鼻尖碰地,雙膝以直角方式彎曲後交叉。腹部輕輕用力,將肚臍抬起離開地面。

❷ 吐氣的同時,用手肘推地面,抬起身體。從頭部到骨盆位置保持一直線,維持這個狀態5秒鐘。接著吐氣慢慢回到原本的姿勢。

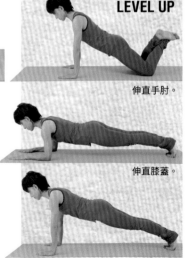

LEVEL UP

伸直手肘。

伸直膝蓋。

伸直手肘與膝蓋。

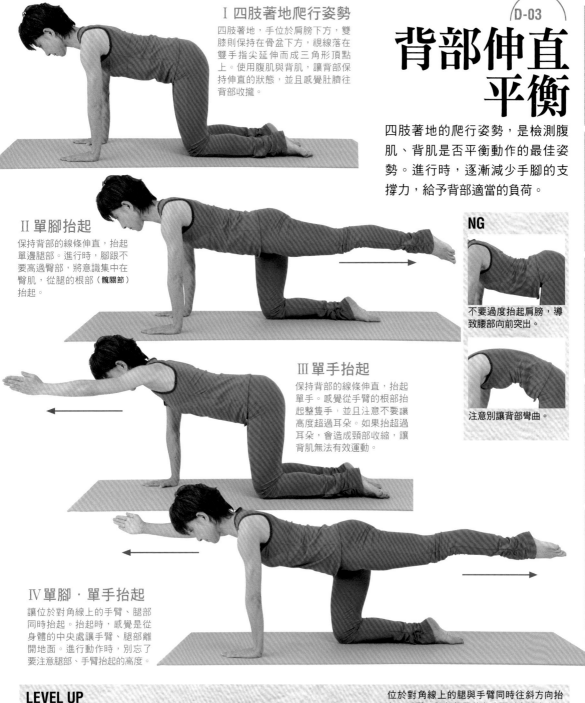

Ⅰ 四肢著地爬行姿勢

四肢著地,手位於肩膀下方,雙膝則保持在骨盆下方,視線落在雙手指尖延伸而成三角形頂點上。使用腹肌與背肌,讓背部保持伸直的狀態,並且感覺肚臍往背部收攏。

D-03

背部伸直平衡

四肢著地的爬行姿勢,是檢測腹肌、背肌是否平衡動作的最佳姿勢。進行時,逐漸減少手腳的支撐力,給予背部適當的負荷。

Ⅱ 單腳抬起

保持背部的線條伸直,抬起單邊腿部。進行時,腳跟不要高過臀部,將意識集中在臀肌,從腿的根部(**髖關節**)抬起。

NG

不要過度抬起肩膀,導致腰部向前突出。

注意別讓背部彎曲。

Ⅲ 單手抬起

保持背部的線條伸直,抬起單手。感覺從手臂的根部抬起整隻手,並且注意不要讓高度超過耳朵。如果抬超過耳朵,會造成頸部收縮,讓背肌無法有效運動。

Ⅳ 單腳・單手抬起

讓位於對角線上的手臂、腿部同時抬起。抬起時,感覺是從身體的中央處讓手臂、腿部離開地面。進行動作時,別忘了要注意腿部、手臂抬起的高度。

LEVEL UP

單手往斜前方(約45度)抬起。

單腿往斜後方(約45度)抬起。

位於對角線上的腿與手臂同時往斜方向抬起。手臂、腿部打開的角度要以身體中央為準,讓兩者維持在差不多的角度大小上。

第1章 構成骨盆的骨骼

第2章 構成骨盆的肌肉

第3章 骨盆的動作

第4章 常見的疑問與誤解

第5章 骨盆調整運動

第6章 骨盆調整運動依目的分類

強化腹肌

透過這些運動，能夠預防、改善腹肌弱化，避免造成骨盆歪斜。
利用墊子等輔助道具，能夠更有效率地刺激腹肌。

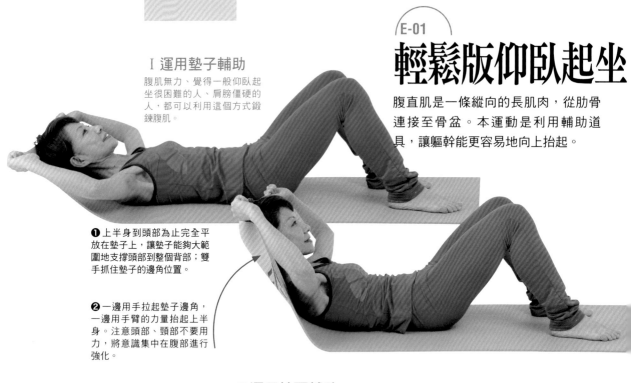

I 運用墊子輔助

腹肌無力、覺得一般仰臥起坐很困難的人、肩膀僵硬的人，都可以利用這個方式鍛鍊腹肌。

E-01

輕鬆版仰臥起坐

腹直肌是一條縱向的長肌肉，從肋骨連接至骨盆。本運動是利用輔助道具，讓軀幹能更容易地向上抬起。

❶上半身到頭部為止完全平放在墊子上，讓墊子能夠大範圍地支撐頭部到整個背部；雙手抓住墊子的邊角位置。

❷一邊用手拉起墊子邊角，一邊用手臂的力量抬起上半身。注意頭部、頸部不要用力，將意識集中在腹部進行強化。

II 運用枕頭輔助

在習慣收縮腹肌後，可進一步用枕頭來支撐上半身。比起用墊子，枕頭的支撐還能使用到上腹部和頸部的肌肉。

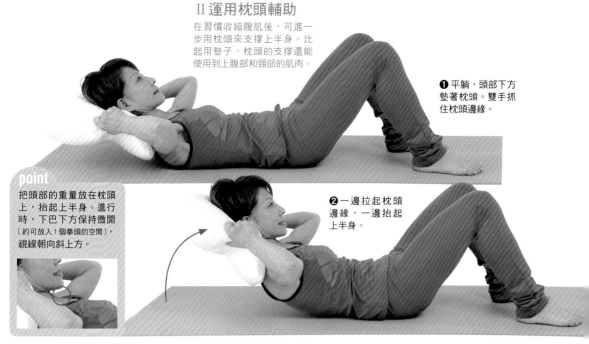

❶平躺，頭部下方墊著枕頭。雙手抓住枕頭邊緣。

point

把頭部的重量放在枕頭上，抬起上半身。進行時，下巴下方保持微開（約可放入1個拳頭的空間），視線朝向斜上方。

❷一邊拉起枕頭邊緣，一邊抬起上半身。

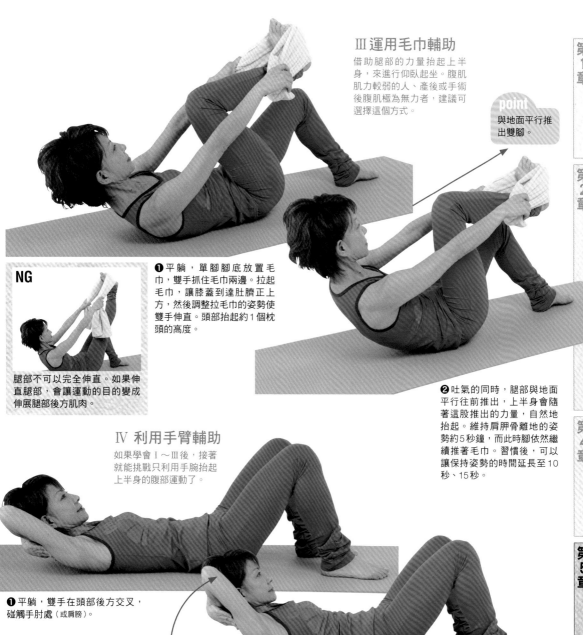

Ⅲ 運用毛巾輔助

借助腿部的力量抬起上半身，來進行仰臥起坐。腹肌肌力較弱的人、產後或手術後腹肌極為無力者，建議可選擇這個方式。

point
與地面平行推出雙腳。

NG

腿部不可以完全伸直。如果伸直腿部，會讓運動的目的變成伸展腿部後方肌肉。

❶ 平躺，單腳腳底放置毛巾，雙手抓住毛巾兩邊。拉起毛巾，讓膝蓋到達肚臍正上方，然後調整拉毛巾的姿勢使雙手伸直。頭部抬起約1個枕頭的高度。

❷ 吐氣的同時，腿部與地面平行往前推出，上半身隨著這股推出的力量，自然地抬起。維持肩胛骨離地的姿勢約5秒鐘，而此時腳依然繼續推著毛巾。習慣後，可以讓保持姿勢的時間延長至10秒、15秒。

Ⅳ 利用手臂輔助

如果學會Ⅰ～Ⅲ後，接著就能挑戰只利用手腕抬起上半身的腹部運動了。

❶ 平躺，雙手在頭部後方交叉，碰觸手肘處（或肩膀）。

❷ 保持頭部、頸部放在手臂上的狀態，讓肩胛骨抬起離地。

VARIATION

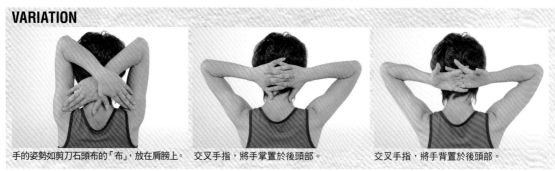

手的姿勢如剪刀石頭布的「布」，放在肩膀上。

交叉手指，將手掌置於後頭部。

交叉手指，將手背置於後頭部。

維持線條運動

這個運動能夠強化腹橫肌。腹橫肌可以對施加腹壓，幫助維持骨盆固定，並且讓髖關節的動作更穩定。

I 腿部抬起

站立時，腹壓能夠支撐體重，維持姿勢。在這裡，我們先從施加腹壓開始訓練起。

point
放在腰部下方的手不可以交叉或重疊，因為這些動作會增加高度，使得腰部往後彎曲。

❶ 平躺在瑜伽墊（或是柔軟的墊子）上，雙膝微微彎曲。雙手手掌向下，放在腰部下方。用手推壓腰部，對腹部施壓。

❷ 保持施加腹壓的狀態，抬起雙腿。抬起時，儘可能在腿部不難過的範圍內，讓高度低一點。如果伸直膝蓋有困難，那麼彎曲也無妨。另外，進行時腳跟一定要離開地面。

point
利用抬起雙腿對腹部施壓，是這個運動的重點。

❸ 一邊吐氣，一邊「碰」地落下雙腿。

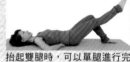

VARIATION

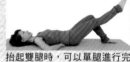

抬起雙腿時，可以單腿進行完再抬起另一腿，這樣能減輕對腰部的負擔。

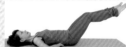

若伸直膝蓋會造成腰部後彎，那可以彎曲膝蓋進行。

II 抬起臀部

這個運動可以強化腹橫肌，並且還能夠消除下腹部凸出的問題。抬起臀部時，會利用雙手推壓地面，因此即使是初學者也能夠做到。

❶ 平躺，雙腿與地面垂直抬起，膝蓋微微彎曲。手臂放在身體兩側，手掌朝下。

NG

膝蓋如果彎曲到胸部的前方，那麼強化到的部位就不是下腹部，所以要注意。進行時，記得保持腿部朝向天花板伸直。

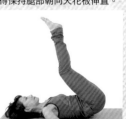

❷ 進行時，下腹部用力，感覺薦骨離開地面。

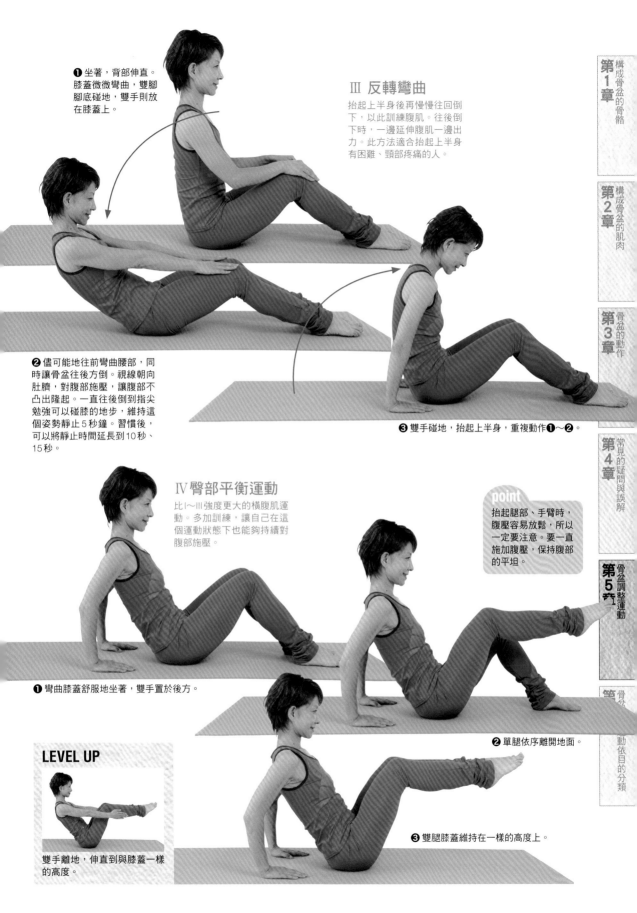

❶ 坐著，背部伸直。膝蓋微微彎曲，雙腳腳底碰地，雙手則放在膝蓋上。

Ⅲ 反轉彎曲

抬起上半身後再慢慢往回倒下，以此訓練腹肌。往後倒下時，一邊延伸腹肌一邊出力。此方法適合抬起上半身有困難、頸部疼痛的人。

❷ 儘可能地往前彎曲腰部，同時讓骨盆往後方倒。視線朝向肚臍，對腹部施壓，讓腹部不凸出隆起。一直往後倒到指尖勉強可以碰膝的地步，維持這個姿勢靜止5秒鐘。習慣後，可以將靜止時間延長到10秒、15秒。

❸ 雙手碰地，抬起上半身，重複動作❶～❷。

Ⅳ 臀部平衡運動

比Ⅰ～Ⅲ強度更大的橫腹肌運動。多加訓練，讓自己在這個運動狀態下也能夠持續對腹部施壓。

point
抬起腿部、手臂時，腹壓容易放鬆，所以一定要注意。要一直施加腹壓，保持腹部的平坦。

❶ 彎曲膝蓋舒服地坐著，雙手置於後方。

❷ 單腿依序離開地面。

❸ 雙腿膝蓋維持在一樣的高度上。

LEVEL UP

雙手離地，伸直到與膝蓋一樣的高度。

第1章 構成骨盆的骨骼
第2章 構成骨盆的肌肉
第3章 骨盆的動作
第4章 常見的疑問與誤解
第5章 骨盆調整運動
第6章 骨盆運動依目的分類

腹部平坦運動

這個運動，能夠幫助我們的身體記住
「平時應該施加怎麼樣的腹壓才恰當」。
另外骨盆前傾體型的人，透過對腹部施
壓，也可以幫助調整骨盆的位置。

I 四肢著地腹壓運動

維持四肢著地的爬行姿勢，然後
只收緊腹部。進行時，不要抬起
腰部，而是想像著腹部往身體中
間凹進去。抓住「腹橫肌把內臟
往上推壓，壓迫著脊椎骨」的感
覺。

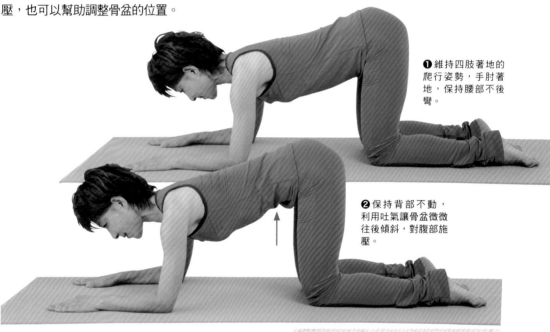

❶ 維持四肢著地的
爬行姿勢，手肘著
地，保持腰部不後
彎。

❷ 保持背部不動，
利用吐氣讓骨盆微微
往後傾斜，對腹部施
壓。

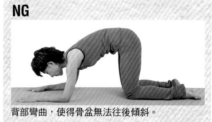

NG

背部彎曲，使得骨盆無法往後傾斜。

II 俯趴腹壓運動

利用趴著的姿勢進行 I 的運
動。對腹部施壓時，將注意
力集中在腹橫肌。

❶ 趴著，讓腹部全體接觸地面，
上半身放鬆。雙腿併攏，腳尖朝地。

❷ 順著吐氣，使用力量讓肋骨往內收
合，同時恥骨推押地面，對腹部施壓。
維持這個姿勢自然呼吸，並且持續對腹
部施壓5～10秒鐘。

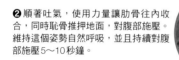

Ⅲ 平躺腹壓運動

利用壓著毛巾的感覺，能夠
更有效地對腹部施壓。

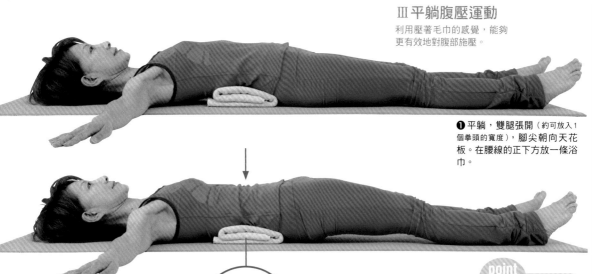

❶ 平躺，雙腿張開（約可放入1
個拳頭的寬度），腳尖向天花
板。在腰線的正下方放一條浴
巾。

❷ 順著吐氣，使用力量讓肋骨往內
收合，同時浴巾上方的腰部也往上推
押，施加腹壓。維持這個姿勢自然呼
吸，並且持續對腹部施壓5～10秒鐘。

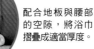

配合地板與腰部
的空隙，將浴巾
摺疊成適當厚度。

point
腳尖筆直朝向天花
板，能夠幫助我們
確實使用到腹橫肌。

Ⅳ 站立腹壓運動

也可以站著貼住牆壁，進行Ⅲ的運動。

point
腳尖筆直向前，屁
股不要用力過度。

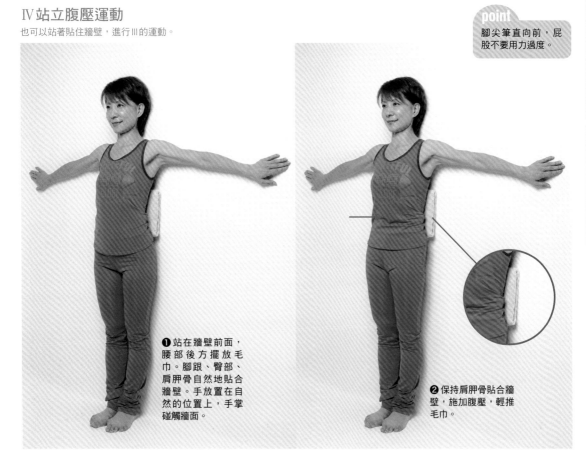

❶ 站在牆壁前面，
腰部後方擺放毛
巾。腳跟、臀部、
肩胛骨自然地貼合
牆壁。手放置在自
然的位置上，手掌
碰觸牆面。

❷ 保持肩胛骨貼合牆
壁，施加腹壓，輕推
毛巾。

第1章 構成骨盆的骨骼

第2章 構成骨盆的肌肉

第3章 骨盆的動作

第4章 常見的疑問與誤解

第5章 骨盆調整運動

第6章 骨盆調整運動依目的分類

腰部扭轉運動

日常生活中，我們幾乎很少有意識地使用腹斜肌，而若是不強化這塊肌肉，那麼當必須使用到它時，就會使不上力。

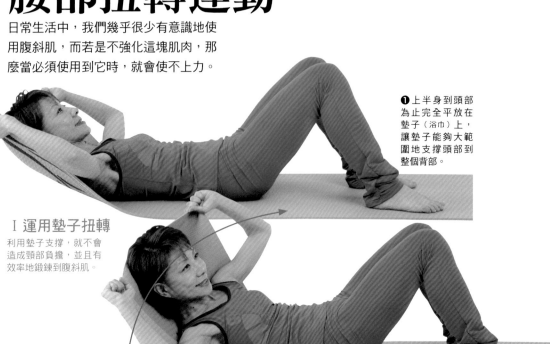

❶ 上半身到頭部為止完全平放在墊子（浴巾）上，讓墊子能夠大範圍地支撐頭部到整個背部。

I 運用墊子扭轉

利用墊子支撐，就不會造成頸部負擔，並且有效率地鍛鍊到腹斜肌。

❷ 單手抓著墊子邊角，往斜前方拉起墊子，幫助抬起上半身。起身時，用另一側的手肘當作支點，讓上半身往斜的方向扭轉。透過墊子的拉力，能夠更輕鬆地抬起上半身。

II 以手碰膝

這是一般常見的腹斜肌訓練運動。利用手肘當作支點，能夠更穩定地進行運動。

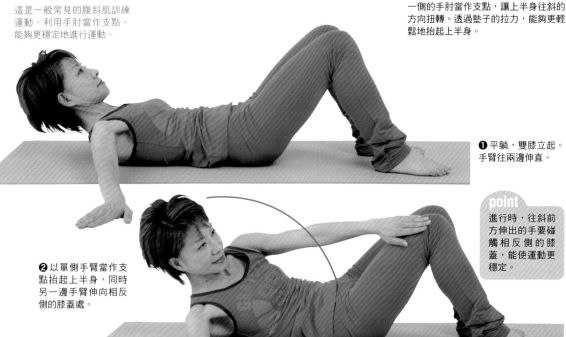

❶ 平躺，雙膝立起。手臂往兩邊伸直。

point
進行時，往斜前方伸出的手要碰觸相反側的膝蓋，能使運動更穩定。

❷ 以單側手臂當作支點抬起上半身，同時另一邊手臂伸向相反側的膝蓋處。

124

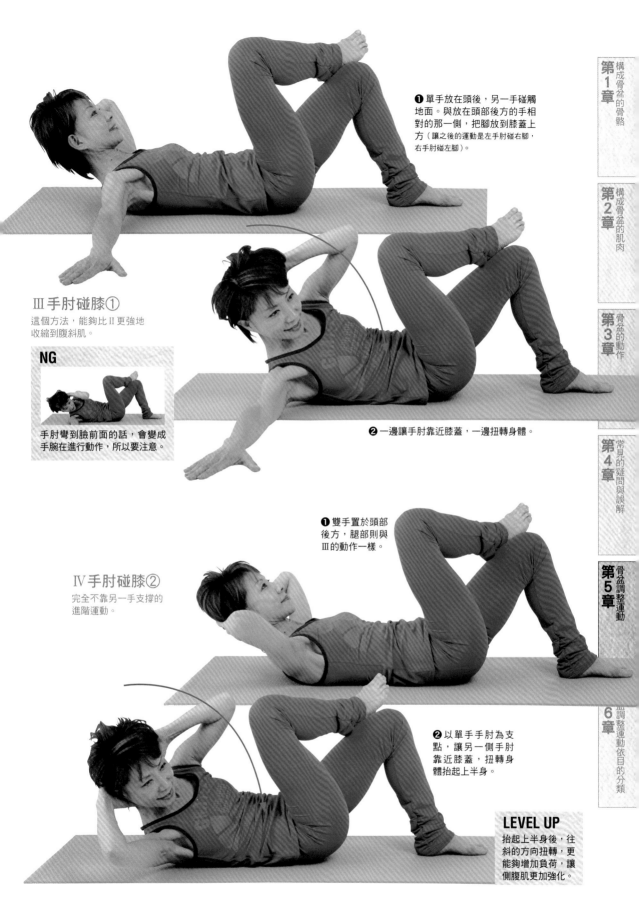

❶單手放在頭後，另一手碰觸
地面。與放在頭部後方的手相
對的那一側，把腳放到膝蓋上
方（讓之後的運動是左手肘碰右腳，
右手肘碰左腳）。

Ⅲ 手肘碰膝①

這個方法，能夠比 Ⅱ 更強地
收縮到腹斜肌。

NG

手肘彎到臉前面的話，會變成
手腕在進行動作，所以要注意。

❷一邊讓手肘靠近膝蓋，一邊扭轉身體。

❶雙手置於頭部
後方，腿部則與
Ⅲ的動作一樣。

Ⅳ 手肘碰膝②

完全不靠另一手支撐的
進階運動。

❷以單手手肘為支
點，讓另一側手肘
靠近膝蓋，扭轉身
體抬起上半身。

LEVEL UP
抬起上半身後，往
斜的方向扭轉，更
能夠增加負荷，讓
側腹肌更加強化。

第1章 構成骨盆的骨骼

第2章 構成骨盆的肌肉

第3章 骨盆的動作

第4章 常見的疑問與誤解

第5章 骨盆調整運動

6章 調整運動依目的分類

強化體側肌肉

下面的運動，將利用收縮來強化側腹部的肌肉。

F-01

膝蓋碰肘運動

將膝蓋從側面橫向抬起，能夠比彎曲上半身更有效地收縮肌肉，因此也能提高運動的效果。

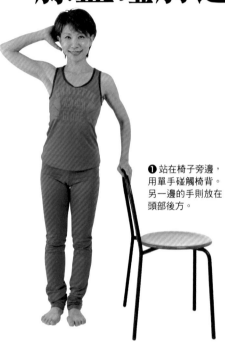

❶ 站在椅子旁邊，用單手碰觸椅背。另一邊的手則放在頭部後方。

❷ 將身體往側面彎倒，讓膝蓋接近手肘。花約3秒的時間抬起膝蓋，再用3秒的時間維持膝蓋碰肘的動作，最後以1秒的時間回到原來的預備動作。

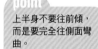

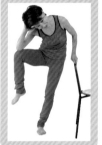

上半身不要往前傾，而是要完全往側面彎曲。

F-02

骨盆側抬運動

利用側躺的姿勢進行運動，強化身體側面。這個動作會訓練到接近地面那一邊的肌肉。

LEVEL UP

讓雙膝之間、肚臍、鼻頭整體連成一直線，還能夠同時訓練到外展肌。

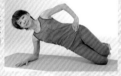

❶ 手肘放在肩膀下方，上半身微微抬起預備。此時，腰部貼著地面，膝蓋自然地往身體前方彎曲。

❷ 維持肚臍朝前的姿勢，慢慢地將骨盆從地面抬起，一直抬起到使頭部至膝蓋呈現一直線。如果覺得很輕鬆，那可以繼續往上抬高。進行時，意識到靠近地面那一側的肌肉收縮，並且注意手臂不要用力。

強化

強化髂腰肌

在日常生活中爬樓梯時，就必須用到髂腰肌幫助抬起腿部，
所以這塊髂腰肌是生活各種動作不可或缺的肌肉之一。

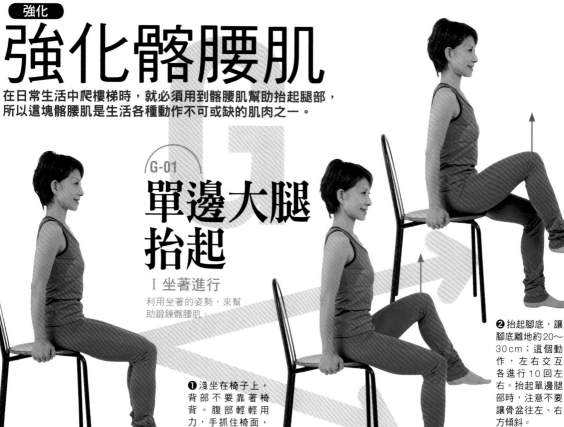

G-01
單邊大腿抬起

Ⅰ 坐著進行
利用坐著的姿勢，來幫
助鍛鍊髂腰肌。

❶ 淺坐在椅子上，
背部不要靠著椅
背。腹部輕輕用
力，手抓住椅面，
幫助維持身體穩定。

❷ 抬起腳底，讓
腳底離地約20～
30cm；這個動
作，左右交互
各進行10回左
右。抬起單邊腿
部時，注意不要
讓骨盆往左、右
方傾斜。

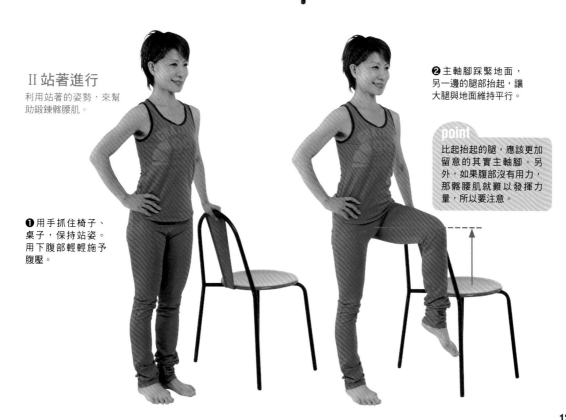

Ⅱ 站著進行
利用站著的姿勢，來幫
助鍛鍊髂腰肌。

❶ 用手抓住椅子、
桌子，保持站姿。
用下腹部輕輕施予
腹壓。

❷ 主軸腳踩緊地面，
另一邊的腿部抬起，讓
大腿與地面維持平行。

point
比起抬起的腿，應該更加
留意的其實是主軸腳。另
外，如果腹部沒有用力，
那髂腰肌就難以發揮力
量，所以要注意。

強化外旋肌

強化

外旋肌肉能夠幫助髖關節往外旋轉。
底下介紹的運動會以站姿、俯趴、四肢著地等姿勢進行，
每種姿勢都要注意腳尖的方向。

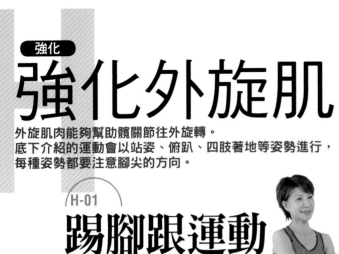

❶ 站在椅子後方，手
碰椅背，腳尖往外側
張開，雙膝靠攏。

H-01
踢腳跟運動

I 站著進行

這個動作，可以幫助
訓練外轉肌（使髖關節
外轉的肌肉）。

❷ 感覺像是用腳
跟往後踢一樣，
把腿往後方抬起。抬起後進
行一次呼吸，接著緩緩地把
腿放下。

point

腹部用力，讓腰部
不要往後方彎曲，
並且注意腿部不要
過度抬高。另外，
要時時保持肚臍朝
向前方。

II 俯趴進行

採取將重力放在腿部的姿
勢，讓腿部負荷重量，鍛
鍊外旋肌。

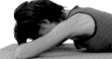

❶ 趴著，腳尖自然地往外張開，
伸直雙腿。

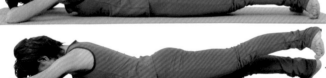

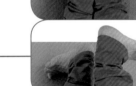

❷ 單腿抬起，離地約5～15cm，進行一次呼吸後把腿放
下。進行時，要對腹部施加壓力，不要讓腰部過度後彎。

III 四肢著地進行

利用彎曲膝蓋的姿勢，訓練
能讓髖關節外轉的肌肉。

❷ 單腿往外張開約30度，頭部到腰部保
持一直線。腹部施壓，讓腰部不要過度後
彎，肚臍朝向地面。呼吸一次後，回到原
本的狀態。

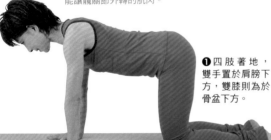

❶ 四肢著地，
雙手置於肩膀下
方，雙膝則為於
骨盆下方。

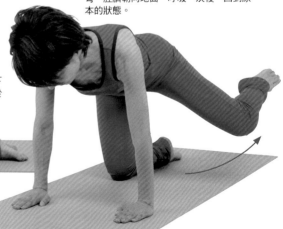

第1章 構成骨盆的骨骼

第2章 構成骨盆的肌肉

第3章 骨盆的動作

第4章 常見的疑問與誤解

第5章 骨盆調整運動

第6章 骨盆調整運動依目的分類

強化

強化內收肌

要保持日常各種姿勢時，內收肌的動作也是不可或缺的。
日常生活中很少有意識地使用這些肌肉，
而這些肌肉只要不使用，肌力就會快速衰退，
所以一定要好好地鍛鍊強化。

I-01
夾毛巾運動

在大腿間夾著毛巾進行推壓，
幫助訓練內收肌。

LEVEL UP
習慣毛巾的重量後，可以增加夾的
東西的重量（比如說改用稍厚的書本）。

VARIATION
也可以利用平
躺的姿勢挑戰
看看！

❷ 單腳往前伸出，微
微離地。不要讓毛巾
掉落，維持這個姿勢
5秒鐘。習慣後，可
以把靜止的時間增加
至10秒。伸直膝蓋
的話，還能夠同時強
化到股四頭肌。

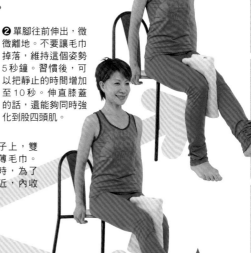

❶ 坐在椅子上，雙
膝間夾入薄毛巾。
夾住毛巾時，為了
讓膝蓋靠近，內收
肌會用力。

I 單腳

❶ 側躺，上方的手碰地，支撐身體。
下方的腿筆直伸出，上方的腿膝蓋微
微彎曲。

❷ 下方的腿從地面抬起，腳踝
彎曲90度；從腳跟開始往上抬
起，就能更確實地訓練到內收
肌。一開始可以先做5回，習
慣後可增加至10回。

I-02
側躺抬腿運動

橫躺時，讓腿部整體負荷重
力，利用這股負荷就能夠訓
練內收肌。

II 雙腳

❶ 側躺，下方的手臂在頭部下方伸
直，上方的手臂碰地支撐身體。雙
腳併攏伸直，腳踝彎曲。

❷ 上方的腿抬
高，雙腿間呈
現30～45度
角。

VARIATION

雙腿腳間往外張開，這個動
作可以動到外旋肌肉。

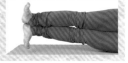

❸ 下方的腿抬起，接近上方
的腿。進行時，維持上方腿
部的高度，只移動下方的腿。

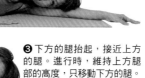

強化外展肌

外展肌是由臀中肌、臀大肌、闊筋膜張肌等肌肉所構成的肌群，進行腿部往外打開、走路時保持骨盆的位置等動作時，都會用到外展肌；若是外展肌衰弱、僵硬，那就無法維持骨盆的穩定性。這個肌群的強度、柔軟度都很重要，所以訓練時除了進行強化外，也別忘了要確實伸展它們。

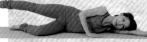

LEVEL UP
靠近天花板的腿伸直，進行這個運動（此時靠近地面的膝蓋繼續保持彎曲也無妨）；抬起的那一腿伸長，可以讓運動的強度增加。

J-01

臀部側抬運動（臀部曲線運動）

利用側躺的姿勢讓腿部負荷重力，透過這些重量的負荷，可以訓練外展肌群。

橫躺訓練

❶ 橫躺，靠近地面的手臂伸直，支撐頭部。靠近天花板的那一手手掌著地，支撐身體。膝蓋微微彎曲朝向正面，腳尖朝前。

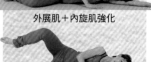

VARIATION
改變腳尖的指向方向，則可以訓練到其他的肌肉。

外展肌＋內旋肌強化

外展肌＋外旋肌強化

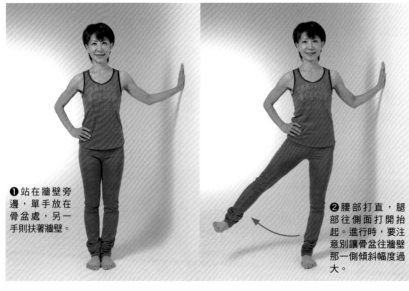

point
腳尖與膝蓋保持朝前，才能夠確實地刺激到外展肌群。

❷ 保持膝蓋面向前方的姿勢，將靠近天花板的那一條腿舉起，當舉起角度（雙腿根部之間的角度）到達30～45度後，再慢慢恢復原來的姿勢。若是張開角度超過45度，那骨盆就會傾斜，使得側腹肌跟著動作，所以要確實地堅守45度以內的原則，才能夠訓練到外展肌群。

VARIATION
背部貼著牆壁，腿部往橫向張開進行訓練。腳跟貼著牆面，讓腿的位置保持固定，能夠更有效地訓練臀中肌、臀小肌。

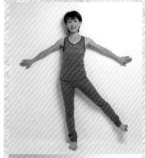

II 站著訓練

手扶牆壁保持身體的穩定，更能夠有效訓練到外展肌群。

❶ 站在牆壁旁邊，單手放在骨盆處，另一手則扶著牆壁。

❷ 腰部打直，腿部往側面打開抬起。進行時，要注意別讓骨盆往牆壁那一側傾斜幅度過大。

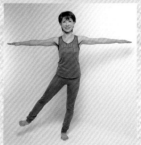

不倚靠任何東西，一邊保持身體平衡一邊張開腿部。腿部往橫向張開時，體重會落到主軸腳上，讓張開的腿、主軸腿的髖關節週邊肌肉同時得到訓練。

改善骨盆歪斜

拉筋伸展

- 腰部、髖關節週邊肌肉的可動性十分重要，所以必須透過伸展恢復它們的彈性
- 進行時，感受左右動作的順暢度，檢測、調整不平衡的狀況

目的

- 不易伸展處請不要勉強用力進行
- 勉強拉筋伸展，會造成身體的傷害，務必避免
- 進行時，務必採取舒適放鬆的姿勢，從容易拉伸的那一邊開始做起；覺得緊繃、不易伸展的那一側，進行時可以稍微增加次數

注意事項

- 3～5次。姿勢維持的時間為5秒鐘
- 習慣後可以加長至10秒鐘、15秒鐘

進行次數的基準

K 腰部拉筋伸展
抱膝伸展
身體扭轉

L 髂腰肌拉筋伸展
墊毛巾伸展
左右轉動

M 體側拉筋伸展
左右彎曲

N 外展肌拉筋伸展
腿部外側伸展

O 體側與外轉肌的複合拉筋伸展
弓式
壓膝

P 外旋肌拉筋伸展
拉攏雙腿
壓低上半身

Q 膕旁肌拉筋伸展
雙腿伸直
腰薦伸展

R 其他髖關節周圍肌肉的拉筋伸展
打開髖關節（開腳伸展）

S 強化＆伸展綜合運動
變形屈膝運動
骨盆旋轉

腰部拉筋伸展

身體有許多動作都需要用到腰部，因此腰部自然更容易產生疲勞。
疲勞累積造成腰部肌肉僵硬後，就會導致骨盆歪斜，而且不當的力量也會如水波紋般
傳達到身體的其他部位；因此，一定要在疲勞蓄積前，確實伸展這些肌肉。

K-01

抱膝伸展

扭轉腰部時，如果會感覺到緊繃
感、吃力，那麼只要透過彎曲腰
部，就能夠舒緩腰部的緊繃。這個
伸展不會對腹部造成過度的壓力，
因此孕婦、肥胖者也能夠安心進行。

VARIATION
若是腹部覺得壓
力負荷過大，那
可以改為張開膝
蓋進行。

Ⅰ 仰躺進行
最簡單的腰部拉筋伸展。

❶ 仰躺，立起雙膝。

❷ 將膝蓋部位往胸前
靠攏，一直到感覺薦骨
離開地面為止，維持姿
勢10～15秒。

Ⅱ 利用毛巾輔助進行
毛巾可以讓骨盆微微後傾，若是
你的骨盆問題屬於前傾型，可以
利用這個方法，讓骨盆保持在自
然的姿勢下進行拉筋伸展。

point
進行時要彎
曲尾骨。

❶ 仰躺，把毛巾墊在地板與腰
部的縫隙間。

❷ 雙手抱住膝蓋後方，往身體的方
向靠攏。此時對腹部施加壓力，把
毛巾往地板的方向推壓，就能夠確
實伸展到腰部周圍緊縮的部位。

第1章　構成骨盆的骨骼

第2章　構成骨盆的肌肉

第3章　骨盆的動作

第4章　常見的疑問與誤解

第5章　骨盆調整運動

第　　骨

依目的分類

Ⅲ 側躺進行

若以橫躺進行伸展時發生困難，可以換成側躺的姿勢。

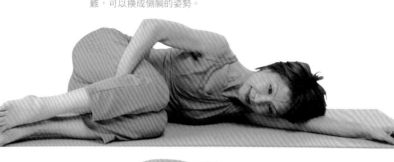

❶ 側躺，讓雙膝往胸前靠攏。靠近天花板那一側的手抱膝，貼近地面的手則放在地上，枕住頭部。

❷ 伸直靠近地板的腿。腹部朝向斜下方，讓腰部放鬆。

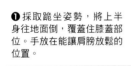

Ⅳ 俯趴進行

這個姿勢可拉伸整個背部，舒緩背部肌肉的緊繃症狀。

❶ 採取跪坐姿勢，將上半身往地面倒，覆蓋住膝蓋部位。手放在能讓肩膀放鬆的位置。

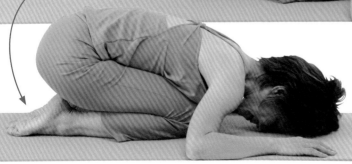

❷ 舒適地伸展腰部與背部。此時若是左右移動臀部，可以伸展到臀中肌、臀小肌（這些肌肉在站立時容易緊繃）。

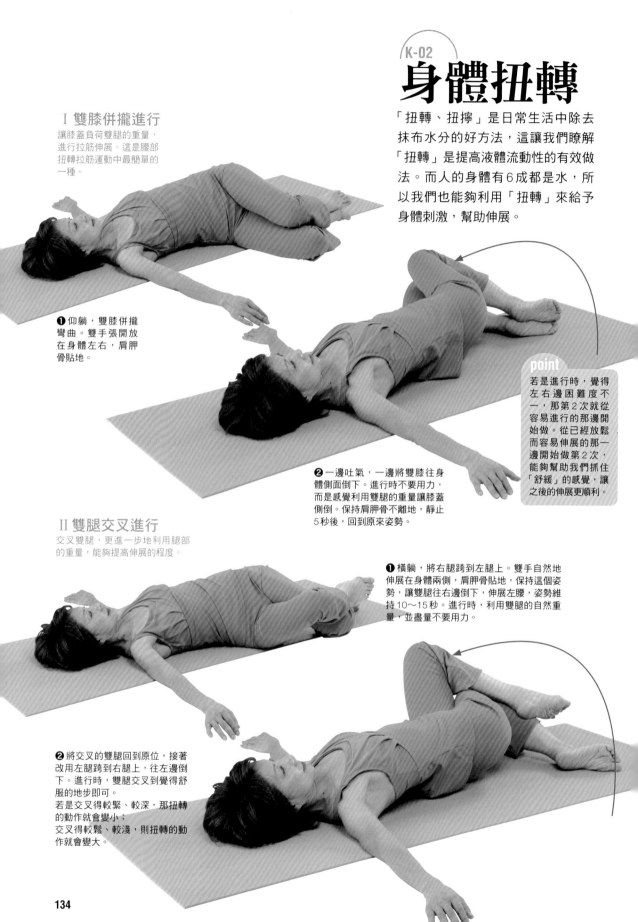

身體扭轉

「扭轉、扭擰」是日常生活中除去抹布水分的好方法，這讓我們瞭解「扭轉」是提高液體流動性的有效做法。而人的身體有6成都是水，所以我們也能夠利用「扭轉」來給予身體刺激，幫助伸展。

I 雙膝併攏進行

讓膝蓋負荷雙腿的重量，進行拉筋伸展。這是腰部扭轉拉筋運動中最簡單的一種。

❶ 仰躺，雙膝併攏彎曲。雙手張開放在身體左右，肩胛骨貼地。

❷ 一邊吐氣，一邊將雙膝往身體側面倒下。進行時不要用力，而是感覺利用雙腿的重量讓膝蓋側倒。保持肩胛骨不離地，靜止5秒後，回到原來姿勢。

point

若是進行時，覺得左右邊困難度不一，那第2次就從容易進行的那邊開始做。從已經放鬆而容易伸展的那一邊開始做第2次，能夠幫助我們抓住「舒緩」的感覺，讓之後的伸展更順利。

II 雙腿交叉進行

交叉雙腿，更進一步地利用腿部的重量，能夠提高伸展的程度。

❶ 橫躺，將右腿跨到左腿上。雙手自然地伸展在身體兩側，肩胛骨貼地，保持這個姿勢，讓雙腿往右邊倒下，伸展左腰，姿勢維持10～15秒。進行時，利用雙腿的自然重量，並盡量不要用力。

❷ 將交叉的雙腿回到原位，接著改用左腿跨到右腿上，往左邊倒下。進行時，雙腿交叉到覺得舒服的地步即可。
若是交叉得較緊、較深，那扭轉的動作就會變小；
交叉得較鬆、較淺，則扭轉的動作就會變大。

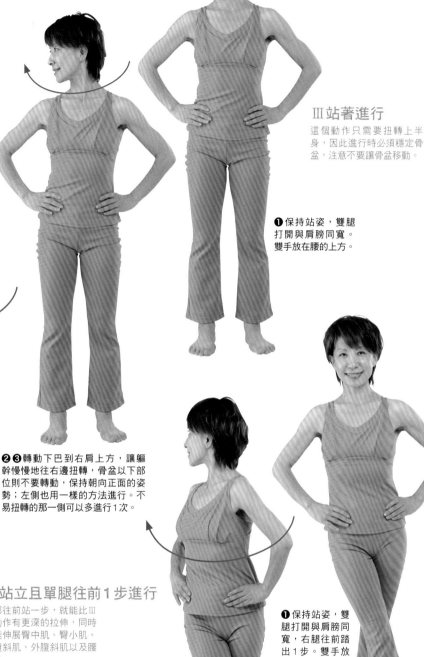

第1章 構成骨盆的骨骼

第2章 構成骨盆的肌肉

第3章 骨盆的動作

第4章 常見的疑問與誤解

第5章 骨盆調整運動

第6章 骨盆調整運動依目的的分類

Ⅲ 站著進行

這個動作只需要扭轉上半身，因此進行時必須穩定骨盆，注意不要讓骨盆移動。

❶ 保持站姿，雙腿打開與肩膀同寬。雙手放在腰的上方。

❷❸ 轉動下巴到右肩上方，讓軀幹慢慢地往右邊扭轉，骨盆以下部位則不要轉動，保持朝向正面的姿勢；左側也用一樣的方法進行。不易扭轉的那一側可以多進行1次。

Ⅳ 站立且單腿往前1步進行

腿部往前站一步，就能比Ⅲ的動作有更深的拉伸，同時還能伸展臀中肌、臀小肌、內腹斜肌、外腹斜肌以及腰方肌。

❶ 保持站姿，雙腿打開與肩膀同寬，右腿往前踏出1步。雙手放在骨盆上方。

❷ 轉動下巴到右肩上方，讓軀幹慢慢地往右邊扭轉，骨盆以下部位則不要轉動，保持朝向正面的姿勢；左側也用一樣的方法進行。不易扭轉的那一側可以多進行1次。

135

V 俯趴進行
這個動作，可以大動作地
伸展到上半身。

❶趴著，雙腿張開與肩
膀同寬。

❷右手從胸部下面伸到左側。

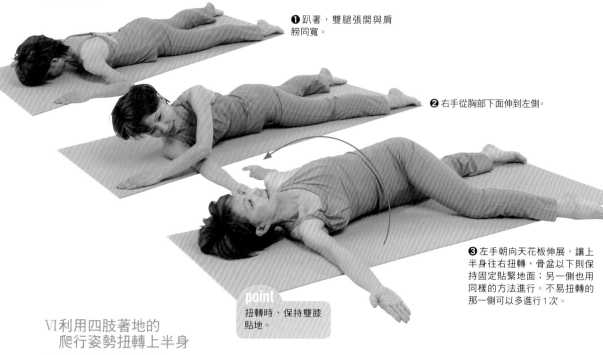

❸左手朝向天花板伸展，讓上
半身往右扭轉，骨盆以下則保
持固定貼緊地面；另一側也用
同樣的方法進行。不易扭轉的
那一側可以多進行1次。

point
扭轉時，保持雙膝
貼地。

VI利用四肢著地的
爬行姿勢扭轉上半身
微微往側面彎曲扭轉身體，幫
助腰部進行多重部位的伸展。

point
扭轉時，兩邊膝蓋
的負重要均等。

❶四肢著地採取爬行
姿勢，雙手放在雙肩下
方，膝蓋保持在骨盆下
方。雙腿張開約1個拳頭
大小寬度。

❷視線朝向右邊臀部，將上半身
往右邊扭轉。右手離開地面，沿
著小腿肚往腳跟的方向伸展，扭
轉時保持舒適的感覺；身體的另
一側也以同樣的方式進行。

❸把伸展的那一手轉往腰
部後方，扭轉上半身，視
線朝向天花板。

第1章 構成骨盆的骨骼
第2章 構成骨盆的肌肉
第3章 骨盆的動作
第4章 常見的疑問與誤解
第5章 骨盆調整運動
第6章 骨盆調整運動依目的分類

拉筋伸展

髂腰肌拉筋伸展

彎曲髖關節時，用力最多的就是髂腰肌；同時，要保持骨盆安定，
更少不了髂腰肌的柔軟度。由於髂腰肌的收縮力量很強，因此若是不加以伸展，
讓它恢復到原本的長度與柔軟度，久而久之它就會持續維持在收縮的狀態；
當髂腰肌僵化後，身體姿勢就會產生變化，甚至可能會引起腰痛等症狀。

L-01 墊毛巾伸展

I 仰躺進行
壓住毛巾讓骨盆後傾，進行髂腰肌伸展。利用毛巾墊出厚度的仰躺姿勢，能夠讓髂腰肌更容易伸展。

❶ 平躺，將毛巾放在地板與腰部間的空隙中。

❷ 將單腳往胸部靠攏，伸直的那一腳腳維持貼地，腰部壓緊毛巾。骨盆保持後傾，從大腿的根部（髂腰肌）進行伸展。

point
腰部壓緊地板時，雙手抱著的腿部、膝蓋位置不要改變。

II 俯趴進行
利用俯趴的姿勢，進行上面的髂腰肌伸展。

❶ 趴著，雙手壓在額頭下方。腹部下方墊著毛巾，保持骨盆後傾的姿勢。

❷ 單腿往後方彎曲，從大腿根部進行伸展；用手抓住、下壓彎曲的腿。

point
雙膝保持貼合，注意不要讓彎曲腿的腳跟往身體外側突出。

L-02 左右轉動

髂腰肌包覆著脊椎到股骨，我們可以透過扭轉幫助它伸展。

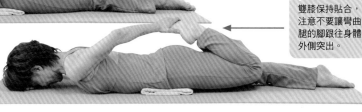

❶ 平躺，雙手伸到頭部上方。

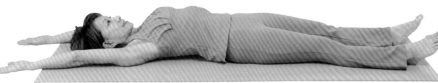
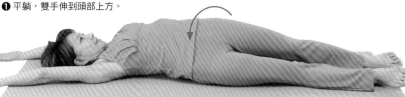

❷ 抬起單邊的骨盆，扭轉軀幹；接著恢復原來姿勢，另一邊也以同樣的方式扭轉伸展。

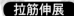

拉筋伸展

體側拉筋伸展

身體側面從肋骨下方到骨盆部位都沒有骨頭，
所以只能靠著週邊肌肉柔軟移動，來操作身體的動作；
因此，理想的體側肌肉，應該具有柔軟度，並且維持良好的伸縮性。
此外，站立時這個部位的肌肉會一直承受身體的重量而收縮，
因此更需要時時伸展這些肌肉。

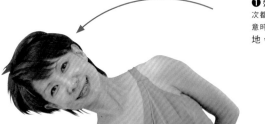

❶ 盤腿坐著（不要每次都讓同一腳在前，要注意時常交換），單手碰地，另一手放在背後。

❷ 一邊彎曲手肘，一邊伸展身體側面。注意不要只傾倒頭部，而是要確實地伸展腰部。

point

伸展的那一邊若是坐骨離地，就無法充分拉筋伸展，因此進行伸展時，一定要注意別讓坐骨離地。

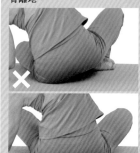

M-01

左右彎曲

讓手臂放在下方，就能夠確實地伸展
到身體側面。

手往頭上伸展

手放在頭後方

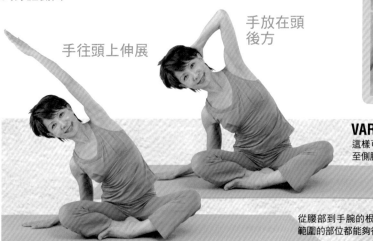

VARIATION
這樣可以伸展到腰部
至側腹的位置。

從腰部到手腕的根部，整個大
範圍的部位都能夠得到伸展。

第1章 構成骨盆的骨骼

第2章 構成骨盆的肌肉

第3章 骨盆的動作

第4章 骨盆的疑問與誤解

第5章 骨盆調整運動

第6章 骨盆調整運動依目的分類

拉筋伸展

外展肌拉筋伸展

髖關節外展肌能夠維持骨盆兩側的穩定，不論在站立、坐著時，
這些肌肉都必須一直工作，才能夠保持姿勢的穩定；
但這些肌肉位於身體深層，所以即便疲勞、僵化，我們也難以察覺，
所以若是你平常得站著工作，就更應該要好好地伸展外展肌，讓它能夠放鬆。

N-01 腿部外側伸展

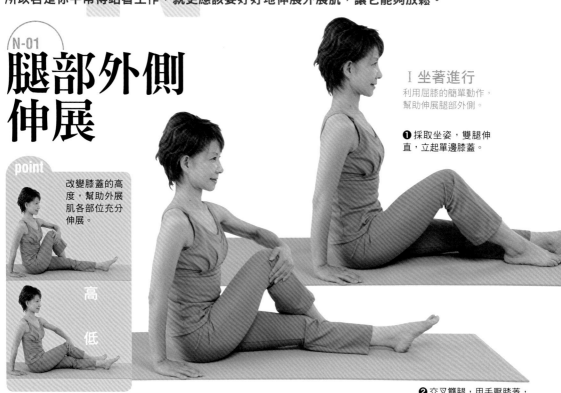

point
改變膝蓋的高度，幫助外展肌各部位充分伸展。

高
低

Ⅰ 坐著進行
利用屈膝的簡單動作，幫助伸展腿部外側。

❶ 採取坐姿，雙腿伸直，立起單邊膝蓋。

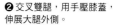

❷ 交叉雙腿，用手壓膝蓋，伸展大腿外側。

Ⅱ 仰躺進行
伸展髖關節進行這個動作，可以讓外展肌得到最大的舒展。

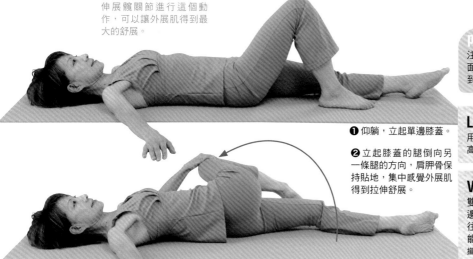

❶ 仰躺，立起單邊膝蓋。

❷ 立起膝蓋的腿倒向另一條腿的方向，肩胛骨保持貼地，集中感覺外展肌得到拉伸舒展。

point
注意別讓肩胛骨離開地面，才能夠集中地伸展到外展肌。

LEVEL UP
用手壓住膝蓋，能夠提高伸展的程度。

VARIATION
雙膝伸直，讓單腳往旁邊伸開，而另一條腿則往張開的腿部靠近，就能夠伸展到該腿（進行靠攏的那一腿）的外展肌。

體側與外轉肌的複合拉筋伸展

底下介紹的方法，可以伸展到多條外轉肌群，包括內腹外斜肌、腰方肌、前鋸肌等等。

❶ 平躺，單腳往旁邊打開。想像著要用身體接近張開的腿，將上半身往張開腿的那一側方向彎曲；雙手則往頭上伸展，呈現呼喊「萬歲」時的姿勢。

point
腳尖、膝蓋、肚臍要保持朝向天花板的方向，才能夠確實伸展到外轉肌。

O-01
弓式

在全身放鬆休息的狀態下，將全身彎曲成弓狀，能夠同時舒緩體側以及外展肌。這個拉筋伸展對身體造成的負擔很小，因此適合所有類型的人。

❷ 另一條腿往張開的腿那邊儘可能地靠過去（雙腳沒完全靠攏也沒關係，盡力即可）。

point
雙手交握，還能夠進一步伸展到肩胛骨週邊的肌群，形成複合伸展運動。

O-02
壓膝

進行這個這個拉筋伸展時，要先將一邊膝蓋倒下，接著用另一邊膝蓋接近倒下的那一側。過程中，就算發現左右的柔軟度不同，也能夠透過這個伸展運動讓兩邊都得到平均的舒緩。

❶ 平躺，雙手往頭上伸展，呈現呼喊「萬歲」時的姿勢。雙腳腳底併攏，張開膝蓋。

❷ 保持膝蓋張開的姿勢，移動單邊膝蓋往另一邊靠近。

point
靠攏膝蓋時，下方膝蓋容易往地面方向倒下，因此要注意保持它的高度，別讓位置改變。

第1章 構成骨骼的骨骼

第2章 構成骨盆的肌肉

第3章 骨盆的動作

第4章 常見的疑問與誤解

第5章 骨盆調整運動

第6章 骨盆調整運動依目的分類

拉筋伸展

外旋肌拉筋伸展

下面介紹的拉筋伸展，可以舒緩外旋髖關節時使用的多條肌群，
如：位於表層的臀大肌、位於深層的小條外旋肌群等等。

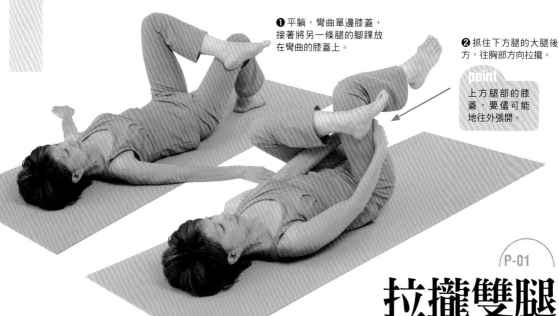

❶ 平躺，彎曲單邊膝蓋，
接著將另一條腿的腳踝放
在彎曲的膝蓋上。

❷ 抓住下方腿的大腿後
方，往胸部方向拉攏。

point
上方腿部的膝
蓋，要儘可能
地往外張開。

P-01

拉攏雙腿

外轉肌群位於髖關節背面，連接了骨盆
與股骨。伸展時，利用外在的動作讓髖
關節與骨盆盡量分開，幫助肌肉舒緩。

P-02

壓低上半身

若是進行上面「拉攏雙腿」時
會覺得不舒服，也可以保持坐
著的姿勢壓低上半身，這樣同
樣能夠伸展到外轉肌群。

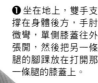

❶ 坐在地上，雙手支
撐在身體後方，手肘
微彎，單側膝蓋往外
張開，然後把另一條
腿的腳踝放在打開那
一條腿的膝蓋上。

❷ 上半身往前壓
低彎曲，讓胸部
靠近膝蓋。

膕旁肌拉筋伸展

伸展髖關節、彎曲膝蓋這2個動作，
都必需要透過膕旁肌的關節運動才能夠完成。
站立、坐著等日常生活的行為中，時常會使用到膕旁肌，
因此這些肌肉容易累積疲勞、僵化，最後造成骨盆歪斜，
所以我們更應該要多加伸展這裡的肌群。伸展膕旁肌，
讓它恢復柔軟度，可以幫助改善骨盆歪斜、姿勢、腰痛。

Ⅰ 坐著進行

利用簡單的姿勢進行伸展，動作時，要注意別讓背部彎曲。

❶ 坐在地上，單腳膝蓋伸直，另一腳則彎曲膝蓋。確實地伸展背部、腰部、膝蓋，讓髖關節的正常可動區域達90度以上。

❷ 雙手與地面平行往前伸展，上半身往手指方向傾倒。

❸ 感覺到腿部後方膕旁肌的伸展後，雙手碰地。如果覺得輕鬆、身體還能負荷，可以從大腿的根部將上半身再往前傾。

Q-01 雙腿伸直

伸直膝蓋，讓腳跟盡量遠離坐骨，幫助腿後肌群伸展。伸展時，可以採取下面介紹的各種方式進行，找一個最適合自己、最容易伸展的來做即可。

Ⅱ 站著進行

膕旁肌的柔軟度不同，會影響上半身傾斜的程度。進行這個動作時，必須注意要伸直膝蓋，讓身體深深地彎曲。

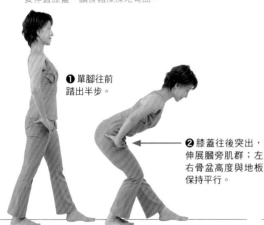

❶ 單腳往前踏出半步。

❷ 膝蓋往後突出，伸展膕旁肌群；左右骨盆高度與地板保持平行。

Ⅲ 利用椅子輔助進行

將腿抬高的話，就算上半身的傾斜角度不大，也能夠伸展到膕旁肌。

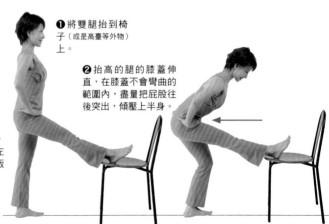

❶ 將雙腿抬到椅子（或是高臺等外物）上。

❷ 抬高的腿的膝蓋伸直，在膝蓋不會彎曲的範圍內，盡量把屁股往後突出，傾壓上半身。

Q-02

腰薦伸展

若是骨盆有前傾、後傾的狀況，那膕旁肌就無法有效伸展。下面的動作，利用地板、牆壁、毛巾從外在輔助，幫助你讓骨盆保持在正常的角度。

Ⅰ 利用牆壁與地板的角度

利用地板、牆壁所形成的直角，幫助骨盆呈現正確的弧度，並進行伸展。

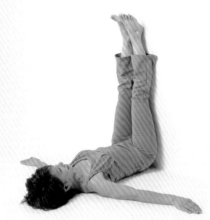 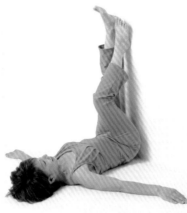

❶ 平躺在牆壁前，薦骨貼緊地面，坐骨貼緊牆面，抬起雙腿。

❷❸ 單側膝蓋微微彎曲，接著小腿沿著彎曲的角度延長伸直。伸直膝蓋後，腰部保持貼地，在微微施加腹壓的狀況下，維持靜止。

point
在膝蓋伸直的狀態下，如果想要把腿往身體方向彎曲，腰部就容易往後彎，所以進行時一定要先彎曲膝蓋，再把腿伸直。

Ⅱ 利用墊毛巾形成的角度

把毛巾夾入腰部與地板間，意識著骨盆的正確弧度，進行伸展。

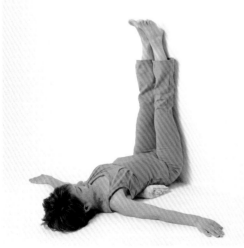 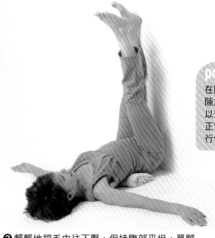

❶ 在腰部與地板間放一條薄毛巾。

❷ 輕輕地把毛巾往下壓，保持腹部平坦，單腳離開地面，伸直膝蓋；過程中注意不要讓腰部往後彎。

point
在腰部、地板的間隙放一條毛巾，可以幫助骨盆保持在正常的位置，並進行伸展。

其他髖關節周圍肌肉的拉筋伸展

髖關節周圍的肌群，會因為運動不足、年齡增長、
姿勢不穩定等因素，逐漸失去柔軟度與彈性，
因此必須適度恰當地伸展它們，幫助這些肌肉舒緩。
下面介紹的運動不會對關節造成負擔，
並且能幫助你注意到身體左右柔軟度的差異。

R-01

打開髖關節 （開腳伸展）

透過負荷手臂的重量，
幫助髖關節伸展。

Ⅰ 仰躺進行

❶ 平躺，立起雙膝。

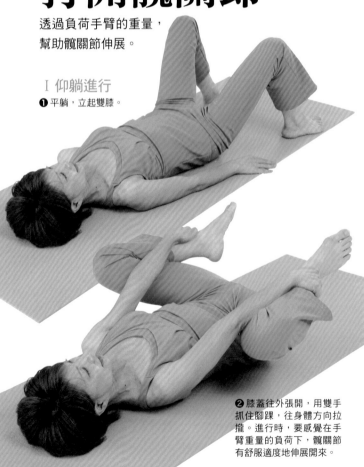

❷ 膝蓋往外張開，用雙手
抓住腳踝，往身體方向拉
攏。進行時，要感覺在手
臂重量的負荷下，髖關節
有舒服適度地伸展開來。

Ⅱ 靠著牆壁進行

在有牆壁限制的狀況下打開髖
關節，可以幫助你注意左右柔
軟度的差異。

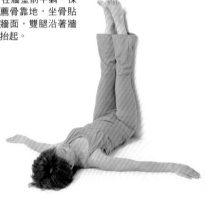

❶ 在牆壁前平躺，保
持薦骨靠地，坐骨貼
近牆面，雙腿沿著牆
壁抬起。

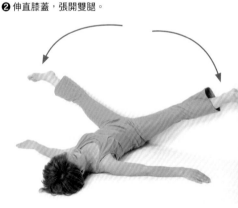

❷ 伸直膝蓋，張開雙腿。

❸ 併攏腳底，並且往骨盆的方向靠近。

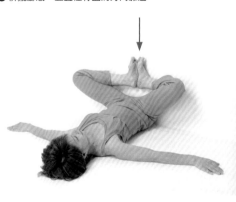

第1章 構成骨骼的骨骼

第2章 構成骨盆的肌肉

第3章 骨盆的動作

第4章 常見的疑問與誤解

第5章 骨盆調整運動

第6章 骨盆調整運動依目的分類

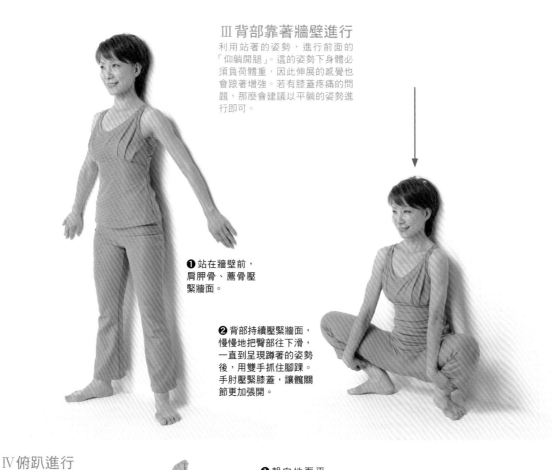

Ⅲ 背部靠著牆壁進行

利用站著的姿勢，進行前面的「仰躺開腿」。這的姿勢下身體必須負荷體重，因此伸展的感覺也會跟著增強。若有膝蓋疼痛的問題，那麼會建議以平躺的姿勢進行即可。

❶ 站在牆壁前，肩胛骨、薦骨壓緊牆面。

❷ 背部持續壓緊牆面，慢慢地把臀部往下滑，一直到呈現蹲著的姿勢後，用雙手抓住腳踝。手肘壓緊膝蓋，讓髖關節更加張開。

Ⅳ 俯趴進行

利用自身的體重負荷，幫助髖關節伸展。面向地面，打開髖關節，也可以幫助你注意左右柔軟度的差異。

❶ 朝向地面平躺，單腳膝蓋彎曲，腳底朝向天花板。

❷ 彎曲的膝蓋沿著地面張開，腳底靠在另一條腿上。

❸ 讓膝蓋往手肘的方向接近，在舒適的狀況下伸展髖關節周圍。腿回到原來的姿勢後，另一邊也仿照一樣的方法進行伸展。動作時，若是左右有不易伸展的狀況，那麼可以慢慢、仔細地重複進行。

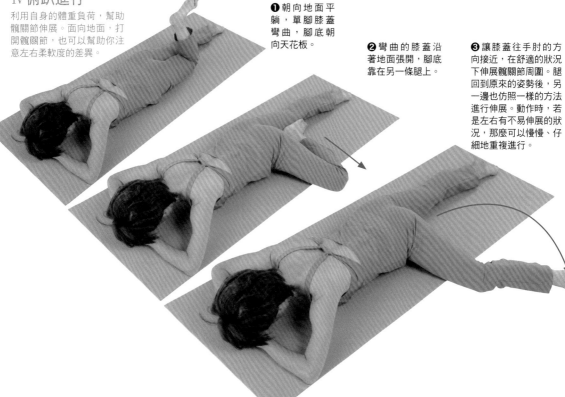

145

強化&伸展綜合運動

「自己身體的哪處肌肉一直很緊繃」、「哪裡的肌肉比較弱」，
很多時候其實連我們自己都不甚了解；透過下面介紹的運動，
可以幫助你注意到身體中衰弱、僵化的肌群位置。
另外，不論何種問題類型的人都適合進行下列的伸展，
所以各位平日可以多做這些運動。

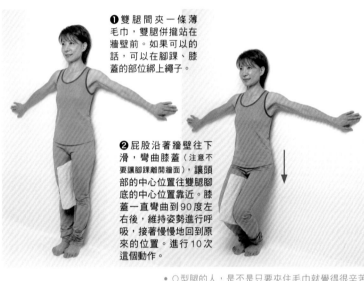

❶雙腿間夾一條薄毛巾，雙腿併攏站在牆壁前。如果可以的話，可以在腳踝、膝蓋的部位綁上繩子。

❷屁股沿著牆壁往下滑，彎曲膝蓋（注意不要讓腳踝離開牆面），讓頭部的中心位置往雙腿腳底的中心位置靠近。膝蓋一直彎曲到90度左右後，維持姿勢進行呼吸，接著慢慢地回到原來的位置。進行10次這個動作。

變形屈膝運動 S-01

雙腿閉合進行膝蓋的屈伸時，會發現身體其實很容易搖搖晃晃。進行時，盡量讓身體不要晃動，可以幫助強化那些「能夠穩定姿勢的肌肉」。同時，這個動作也能夠幫助你注意到自己動作上的弱點以及偏好，進而提醒自己改善日常動作，避免造成骨盆歪斜。

- ○型腿的人，是不是只要夾住毛巾就覺得很辛苦了呢？
- 進行屈膝後，○型腿的人有沒有感覺到外展肌不舒服呢？
- 進行屈膝後，Ｘ型腿的人有沒有感覺到臀部不舒服呢？

❶雙腿間夾一條薄毛巾，雙腿併攏站立。

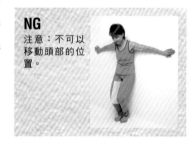

NG
注意：不可以移動頭部的位置。

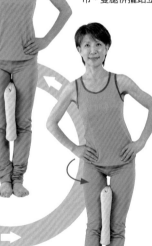

❷錯開膝蓋、腳踝的位置，感覺像是用大腿根部畫圓圈一樣，緩緩地旋轉骨盆。

骨盆旋轉 S-02

慢慢、仔細地旋轉骨盆，可以幫助你發現肌肉僵硬、不易動作的部份在哪裡。重複進行這個運動，可以讓動作不良的部份漸漸恢復動作能力，並且改善骨盆歪斜的問題。

- 有哪些部位覺得緊繃呢？
- 旋轉時，左右進行動作的困難程度是否有差異呢？

改善骨盆鬆弛
骨盆底
運動

• 預防漏尿、尿失禁，幫助改善骨盆底機能。
• 增加動作的流暢度，並幫助維持姿勢，穩定動作。

目的

• 注意讓「意識」集中在要訓練部位，
這個概念對訓練骨盆底而言非常重要。

**注意
事項**

• 5～10次。以每天到每週3次的頻率進行。
• 1天中可以進行數次，而每次運動的持續時間
約以5分鐘為限度基準。

**進行
次數的
基準**

T 感覺骨盆底的收縮

平躺立起膝蓋
平躺張開膝蓋
俯趴姿勢
四肢著地爬行姿勢
坐姿
站姿
倚靠牆壁
坐在椅子上
面向牆壁
盤腿坐姿
坐在毛巾上
坐著壓住手掌

U 利用健身球感覺
骨盆底的動作

雙腿張開坐著
夾住健身球

V 透過呼吸感覺
骨盆底的動作

骨盆底運動

年齡、生產等因素，都會讓骨盆底肌肉產生鬆弛，我們可以利用下面的運動，來幫助強化骨盆底。

包覆骨盆底的空洞的骨盆底的肌肉，是由多條肌肉疊合而成，而且各條肌肉的長度、收縮方向、形狀也各有不同；另外，這些肌肉不像身體其他部位的肌肉，我們無法透過收縮各關節來強化它們。由於肉眼看不出骨盆底的肌肉的動作，因此運動時更要透別注意「集中意識」，幫助強化訓練。

骨盆底運動，不僅可以幫助預防改善尿失禁問題，也能夠增加整體動作的流暢度，幫助維持姿勢、穩定動作，因此人人都應該多加練習。透過下述的３個步驟，就能夠進行完整的骨盆運動。

STEP 1 感覺骨盆底的收縮

骨盆底肌肉不像其他骨骼肌，並不具有那麼大的可動性，動作上天生受到限制，我們也很難感受到它在運動。下面所舉的例子，都是收縮骨盆底肌肉時會產生的感覺：

進行骨盆運動的方法

這裡會介紹各種能夠感覺骨盆底收縮的姿勢，建議你嘗試所有的姿勢，找到最能意識到肌肉動作的姿勢後，再進行「STEP：只讓骨盆底肌肉動作」以及「STEP 3：鍛鍊持久力」。

想像

「想像」可以幫助我們更有意識地收縮肌肉，若是能感受到骨盆肌肉在動，就表示想像策略奏效了。
（例）
・想像「正在廁所排尿，然後忽然收緊肌肉、憋住尿液」的感覺。

※ 實際排尿時，請不要藉機收緊肌肉打斷尿液排出，這會造成日後的排尿問題。

坐在椅子上時，肛門周圍往椅面上方抬起的感覺；平躺立起膝蓋時，外側產生一股往內部凹陷的感覺；四肢著地趴著時，陰道到肛門的部份微微感受到的壓迫感。

進行上述這些動作時，只要有感覺到骨盆正上方的臟器（膀胱等等）陷入身體內側，那就能夠帶動骨盆底肌肉的收縮。

其實，眼睛周圍的肌肉（閉上眼皮時使用的肌肉）也與骨盆底的肌肉很類似。當想要閉上完全眼睛時，眼球就會感受到一股壓力，這就是眼瞼肌肉收縮時的感覺。進行骨盆底肌肉運動時，可以想著同樣的感覺，感受骨盆底肌肉的收縮。

STEP 2 只讓骨盆底肌肉動作

感覺到骨盆底的收縮後，下一個步驟，就是練習骨盆底肌肉，讓它們能夠按照自己的意思動作。

比方說，臀部用力，臀肌就會收縮，而此時也會感覺到骨盆底肌肉（特別是肛門附近）跟著用力。若拿眼睛來舉例，就像是用力閉上雙眼時，臉頰的肌肉也會跟著一起收縮一樣。

而事實上，我們要練習的並不是靠意志來動作骨盆底的肌肉（因為骨盆底肌肉並非任意肌），而

是透過臀肌、腹肌等周圍較大的肌肉產生力量，帶動骨盆底收縮。因此，要強化骨盆底的肌肉，並不像其他肌肉得透過強烈的動作，而是要將意識集中在骨盆底，感覺它是否有在動作。

要確認骨盆底肌肉是否有在動作，我們可以將手放在鼠蹊部（或稍微上方的位置），並進行運動。鼠蹊部附著著腹斜肌、腹內斜肌，骨盆底肌肉要收縮時，這些腹肌的肌群也會跟著一起動作，微微產生收縮。如果此時腹部往內部過度凹陷（過度收縮小腹），就會變成腹肌運動，所以一定要注意。

我們可以利用各種肉眼不會察覺的腹肌動作，幫助收縮骨盆肌肉，訓練它們。

STEP 3 鍛鍊持久力（肌耐力）

最後，在骨盆底收縮的狀態下暫時維持姿勢，可以幫助鍛鍊持久力。保持骨盆底收縮，並且儘可能地持續維持這個狀態。(※)

運動的頻率

次數：「用力後——放鬆力量」5～10次
頻率：以每天到每週3次的頻率進行。1天中也可以進行數次，而每次運動的持續時間約以5分鐘為限度基準。

每天持續訓練，約5個月左右就能夠感受到效果，若是5個月後仍未感到效果，那請確認是否進行的方式有誤、次數是否太少，並且改以其他的姿勢嘗試進行。另外，若是尿失禁、貧尿的狀況變嚴重的話，請依照身體的改變與異狀，適度進行訓練即可，並且建議就醫診察尋求專業協助。

張開雙腿

腳尖與膝蓋面向同個方向，膝蓋不要過度往內側靠近。張開雙腿時，大腿也不要用力，只要輕鬆地打開即可。

※「想像」時的用力方法：
　　1～5次強力收縮運動時，約使用骨盆底肌肉70％的力量；
　　10～15秒維持姿勢的運動時，則使用30％的力量。

第1章 構成骨盆的骨骼
第2章 構成骨盆的肌肉
第3章 骨盆的動作
第4章 常見的疑問與誤解
第5章 骨盆調整運動
第6章 骨盆調整運動依目的分類

感覺骨盆底的收縮

接著就讓我們透過下列介紹的各種動作，親自感覺
骨盆底肌肉的收縮。
由於過程中無法用肉眼觀察肌肉的運動，
所以更要集中注意力，把意識放在骨盆底部位。

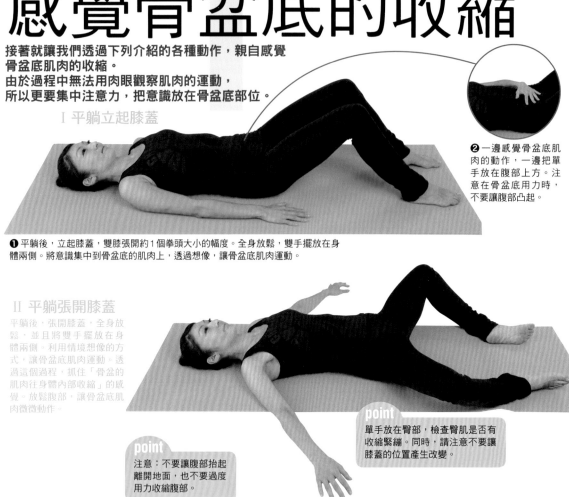

Ⅰ 平躺立起膝蓋

❷一邊感覺骨盆底肌肉的動作，一邊把單手放在腹部上方。注意在骨盆底用力時，不要讓腹部凸起。

❶ 平躺後，立起膝蓋，雙膝張開約1個拳頭大小的幅度。全身放鬆，雙手擺放在身體兩側。將意識集中到骨盆底的肌肉上，透過想像，讓骨盆底肌肉運動。

Ⅱ 平躺張開膝蓋

平躺後，張開膝蓋，全身放鬆，並且將雙手擺放在身體兩側。利用情境想像的方式，讓骨盆底肌肉運動。透過這個過程，抓住「骨盆的肌肉往身體內部收縮」的感覺。放鬆腹部，讓骨盆底肌肉微微動作。

point
單手放在臀部，檢查臀肌是否有收縮緊繃。同時，請注意不要讓膝蓋的位置產生改變。

point
注意：不要讓腹部抬起離開地面，也不要過度用力收縮腹部。

Ⅲ 俯趴姿勢

趴下臉部朝向地面，雙手放在臉的下方，保持輕鬆舒服的姿勢。雙腿張開與骨盆同寬，利用情境想像的方式，讓骨盆底肌肉運動。感覺到骨盆底肌肉的動作後，將單手擺放到腹部。放鬆腹部，讓骨盆底肌肉繼續微微動作。

Ⅳ 四肢著地爬行姿勢

四肢著地採取爬行姿勢，雙膝張開約1個拳頭的寬度。將體重平均分配到雙手與雙膝（共4點）上，利用情境想像的方式，讓骨盆底肌肉運動。感覺到骨盆底肌肉的動作後，將單手擺放到腹部；放鬆腹部，讓骨盆底肌肉繼續微微動作。

point
注意頸部與腰部不要往前、後彎曲，脊椎骨保持自然的線條，輕輕地骨盆底肌肉運動。

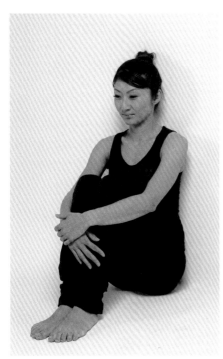

V 坐姿

坐著，雙手抱膝，利用情境想像的方式，讓骨盆周圍的肌肉帶動骨盆底運動。動作時，注意腹部不要用力收縮，膝蓋保持原本姿勢，並將意識集中在骨盆底肌肉上。抓住肌肉動作的感覺後，放鬆腹部，繼續微微地運動骨盆底肌肉。

VI 站姿

雙腿張開與骨盆同寬，利用情境想像的方式，讓骨盆周圍的肌肉帶動骨盆底運動。動作時，大腿與臀部的交接處不要往前突起，整體保持筆直的站姿。若是身體其他部位用力，就容易讓肩膀連帶跟著聳起，因此要特別注意。留心上述的重點，正確地讓骨盆底肌肉微微運動。

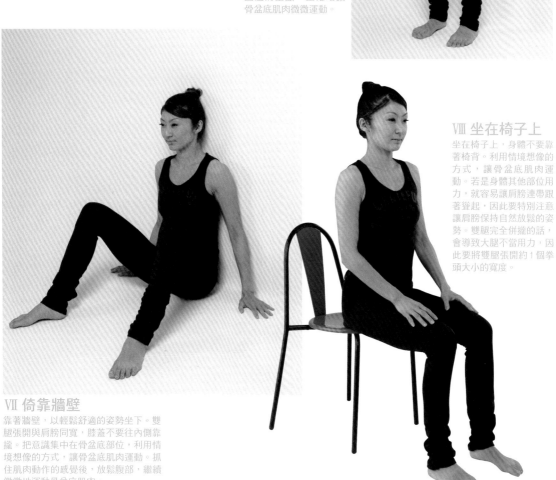

VII 倚靠牆壁

靠著牆壁，以輕鬆舒適的姿勢坐下。雙腿張開與肩膀同寬，膝蓋不要往內側靠攏。把意識集中在骨盆底部位，利用情境想像的方式，讓骨盆底肌肉運動。抓住肌肉動作的感覺後，放鬆腹部，繼續微微地運動骨盆底肌肉。

VIII 坐在椅子上

坐在椅子上，身體不要靠著椅背。利用情境想像的方式，讓骨盆底肌肉運動。若是身體其他部位用力，就容易讓肩膀連帶跟著聳起，因此要特別注意讓肩膀保持自然放鬆的姿勢。雙腿完全併攏的話，會導致大腿不當用力，因此要將雙腿張開約1個拳頭大小的寬度。

第1章 構成骨架的骨骼
第2章 構成骨盆的肌肉
第3章 骨盆的動作
第4章 常見的疑問與誤解
第5章 骨盆調整運動
第6章 骨盆調整運動依目的分類

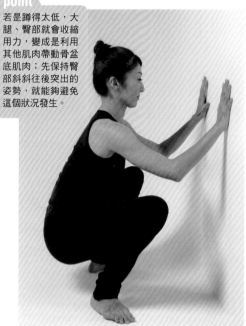

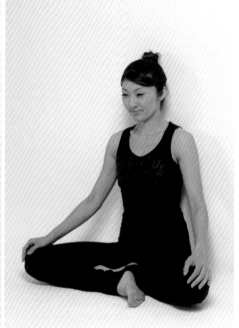

Ⅸ 面向牆壁

雙手摸著牆壁，想像自己坐在椅子上，臀部往後微微凸出蹲下。在大腿不必使用額外力量的狀態下，儘可能地將臀部往下移動。將意識集中到骨盆上，利用情境想像的方式，讓骨盆底肌肉運動。抓住肌肉動作的感覺後，放鬆腹部，繼續微微地運動骨盆底肌肉。

Ⅹ 盤腿坐姿

盤腿坐著，背部打直。將意識集中到骨盆上，利用情境想像的方式，讓骨盆底肌肉運動。抓住肌肉動作的感覺後，放鬆腹部，繼續微微地運動骨盆底肌肉。

Ⅺ 坐在毛巾上

在椅子上放一條折疊好的毛巾，骨盆底對準毛巾坐下，雙腿往外大大地張開。將意識集中到骨盆上，利用情境想像的方式，讓骨盆底肌肉運動。運動時，可以想像骨盆底肌肉正把毛巾往身體裏面抓，幫助動作。

Ⅻ 坐著壓住手掌

用骨盆底壓住整個手掌，中指放在肛門的位置上。雙腳張開，試著讓骨盆底肌肉運動，並且利用手掌感覺肌肉的動作。進行時，注意腹部不可以過度移動，臀部也不可以收緊用力。如果骨盆底肌肉正確地用力，那麼手掌會感覺到肌肉往恥骨方向滑動。如果在澡盆中進行，由於沒有衣物的束縛，而且水的浮力會幫助內臟造成的壓力減輕，所以更能夠鮮明地感受到「肌肉滑動」的感覺。

利用健身球 感覺骨盆底的動作

如果你已經明白地抓住「骨盆底肌肉收縮」的感覺了，那麼接著就要更進一步
把其他肌肉與骨盆底肌肉區隔開來，把意識單獨集中在骨盆底肌肉上。
利用健身球具有彈性的特點，將骨盆底貼合在球上，就能夠更明確地感受到
骨盆底肌肉的動作。健身球的選擇上沒有特別限制，小顆、大顆都可以。

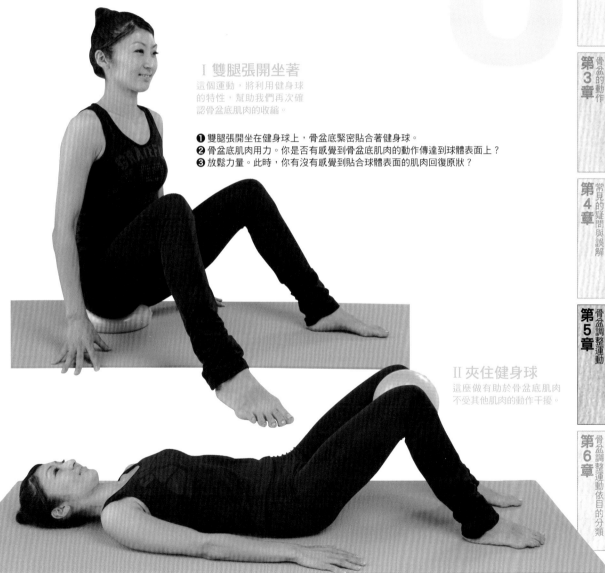

Ⅰ 雙腿張開坐著

這個運動，將利用健身球
的特性，幫助我們再次確
認骨盆底肌肉的收縮。

❶ 雙腿張開坐在健身球上，骨盆底緊密貼合著健身球。
❷ 骨盆底肌肉用力。你是否有感覺到骨盆底肌肉的動作傳達到球體表面上？
❸ 放鬆力量。此時，你有沒有感覺到貼合球體表面的肌肉回復原狀？

Ⅱ 夾住健身球

這麼做有助於骨盆底肌肉
不受其他肌肉的動作干擾。

❶ 平躺，用雙腿夾住健身球。
❷ 骨盆底肌肉用力，接著放鬆力量。
❸ 改用大腿肌肉用力壓緊健身球，然後放鬆。
❹ 骨盆底肌肉用力，夾緊健身球；接著放鬆骨盆底肌肉，感覺壓緊球體的力量消失。

第1章 構成骨盆的骨骼

第2章 構成骨盆的肌肉

第3章 骨盆的動作

第4章 常見的疑問與誤解

第5章 骨盆調整運動

第6章 骨盆調整運動依目的分類

153

透過呼吸感覺骨盆底的動作

透過腹式呼吸、胸式呼吸,感覺橫隔膜與骨盆底肌肉運動之間的差別。

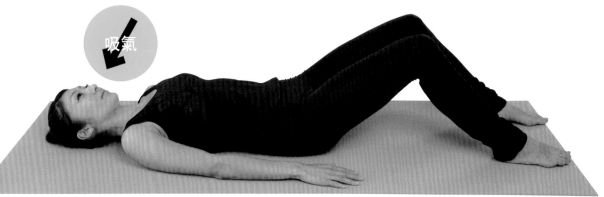

❶〈腹式呼吸〉吸氣,鼓起腹部。此時橫隔膜往下壓,骨盆底會產生壓迫感。
　　〈胸式呼吸〉腹部保持平坦,將空氣吸滿整個胸腔;此時骨盆肌肉會收縮。

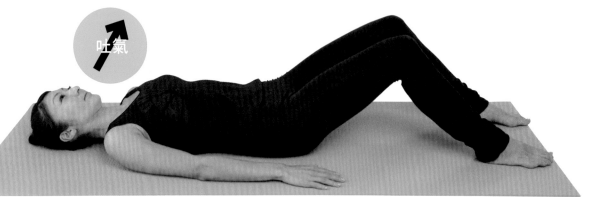

❷〈腹式呼吸〉吐氣,腹部降下。此時身體會將橫隔膜往上拉,骨盆底肌肉產生收縮。
　　〈胸式呼吸〉腹部保持平坦,感覺像是要把肋骨往身體內部壓縮一樣,吐氣;此時骨盆肌肉會收縮。

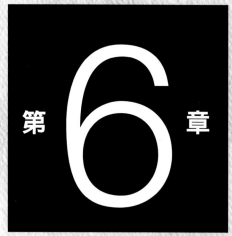

第**6**章

骨盆調整運動
依目的分類

這個單元中,我們將P107~154中介紹的骨盆調整運動依目的進行分類,
並且組合成5分鐘左右長度的整體運動。你可以按照自己日常生活中感受到的症狀,
選擇適合的運動組合,幫助改善身體不適。

有些慢性化的不適症狀,並不會因為進行骨盆運動就馬上得到改善,
因此必須每天持之以恆實行。想像這個過程就像是在讓自己褪殼新生一樣,
每天一點一滴地感受姿勢的改變,同時也與不舒服的症狀逐步說Bye Bye。

美化姿勢

肌肉衰弱、柔軟度變差，身體自然就難以維持正確的姿勢。我們可以適度均衡地強化腹肌與背肌，有意識地使用位於身體深處的腹橫肌；進行時，一邊想像著背部伸直、線條優美的姿勢，更能幫助增加整體運動的效果。運動後，別忘了扭轉軀幹、進行伸展，讓收縮的腹肌群得到舒緩。進行運動時最重要的，就是做適當的次數即可，並且一定要在姿勢舒服的範圍內進行，切勿過度。

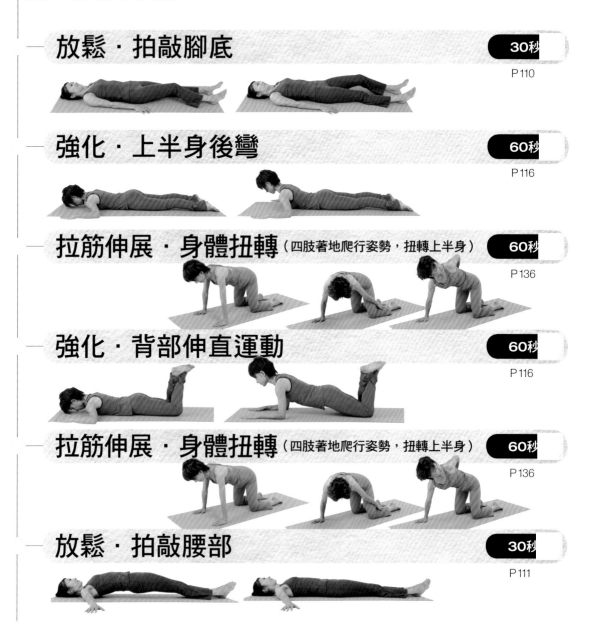

| 放鬆・拍敲腳底 | 30秒 |
| P110 |

| 強化・上半身後彎 | 60秒 |
| P116 |

| 拉筋伸展・身體扭轉（四肢著地爬行姿勢，扭轉上半身） | 60秒 |
| P136 |

| 強化・背部伸直運動 | 60秒 |
| P116 |

| 拉筋伸展・身體扭轉（四肢著地爬行姿勢，扭轉上半身） | 60秒 |
| P136 |

| 放鬆・拍敲腰部 | 30秒 |
| P111 |

駝背

駝背，可說是姿勢不良的代表之一，特別是經常從事電腦工作的人，常常都有駝背的問題。下列的幾種原因都可能造成駝背：胸部肌肉收縮緊繃、背部與腹部肌力衰弱、臀肌或是膕旁肌等肌群僵硬等等。為了能夠保持正確的姿勢，必須要強化腹部肌肉，並且進行伸展，放鬆僵硬的胸部、肩頸周圍、臀肌以及膕旁肌等肌群。

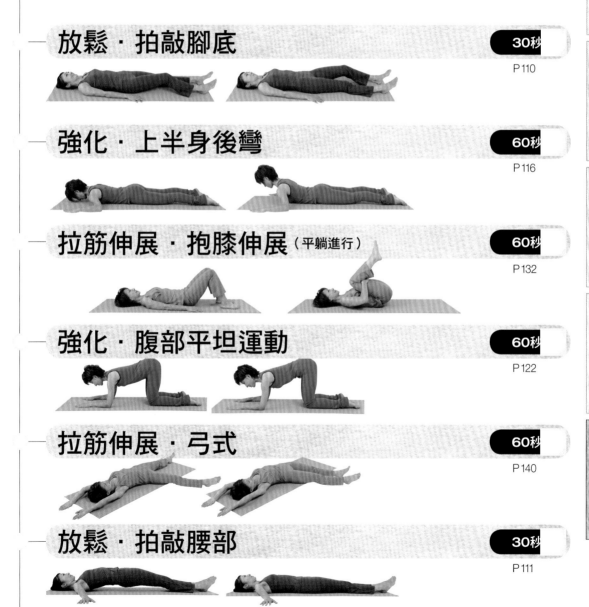

放鬆・拍敲腳底　30秒
P 110

強化・上半身後彎　60秒
P 116

拉筋伸展・抱膝伸展（平躺進行）　60秒
P 132

強化・腹部平坦運動　60秒
P 122

拉筋伸展・弓式　60秒
P 140

放鬆・拍敲腰部　30秒
P 111

第1章　構成骨盆的骨骼

第2章　構成骨盆的肌肉

第3章　骨盆的動作

第4章　常見的疑問與誤解

第5章　骨盆調整運動

第6章　骨盆調整運動依目的分類

肩頸僵硬痠痛

　　如果斜方肌的血液循環產生問題，就容易引起肩頸僵硬，所以首要的工作，就是放鬆患部，確實地進行放鬆、伸展。此外，由姿勢不良引起的肩頸痠痛，光靠放鬆是不夠的，我們還必須改善姿勢，才能夠從根本解決問題。比如說，若是有骨盆前傾的狀況，那就要重點性地訓練腹肌；進行訓練時，意識脊椎原有的S形曲線，進行腹肌訓練，更能夠加強效果。

放鬆・搖晃骨盆
30秒
P 109

強化・上半身後彎
60秒
P 116

拉筋伸展・身體扭轉（俯趴進行）
60秒
P 136

強化・上半身後彎
60秒
P 116

拉筋伸展・身體扭轉（俯趴進行）
60秒
P 136

放鬆・揮動膝蓋
30秒
P 109

四十肩・五十肩

隨著年齡增長而產生的肩膀疼痛，一般俗稱為四十肩、五十肩，指的是「肩關節周圍發炎」的症狀。雖然老化是引起五十肩的主因，但只要進行適當的處理，問題依然能夠得到改善。若單邊手腕動作一旦變得不順暢，那麼該側的肌肉也就會緊繃，最後導致肩膀、骨盆的左右高度產生差異。從骨盆開始進行全面性的調整，可以幫助身體取回原有的平衡。

第1章 構成骨盆的骨骼

第2章 構成骨盆的肌肉

第3章 骨盆的動作

第4章 常見的疑問與誤解

第5章 骨盆調整運動

第6章 骨盆調整運動依目的分類

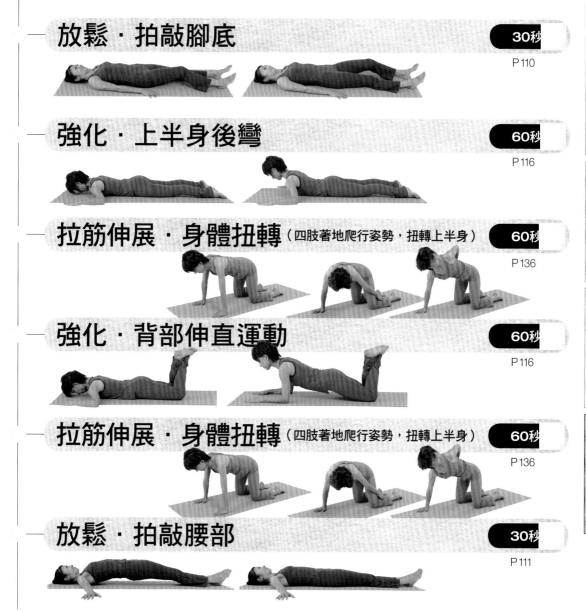

放鬆・拍敲腳底
30秒
P 110

強化・上半身後彎
60秒
P 116

拉筋伸展・身體扭轉（四肢著地爬行姿勢，扭轉上半身）
60秒
P 136

強化・背部伸直運動
60秒
P 116

拉筋伸展・身體扭轉（四肢著地爬行姿勢，扭轉上半身）
60秒
P 136

放鬆・拍敲腰部
30秒
P 111

腰背部疼痛

疲勞累積、身心緊張、姿勢不良，都容易導致脊椎椎間盤產生負擔，最後引起腰背部疼痛。此外，內臟疾病、月經等身體變化以及老化所導致的脊椎變形，也容易造成腰背部發生問題。

我們可以利用運動，預防這些問題發生。透過運動，能夠訓練支撐臟器的腹肌，減輕脊椎的負擔。由於腰痛者並不適合激烈的仰臥起坐，所以建議透過書中介紹的橫腹肌運動，來幫助訓練。

另外，骨盆周圍的肌肉如果緊繃僵硬，腰部的動作也會受限，累積疲勞，所以別忘了要好好地拉筋伸展。

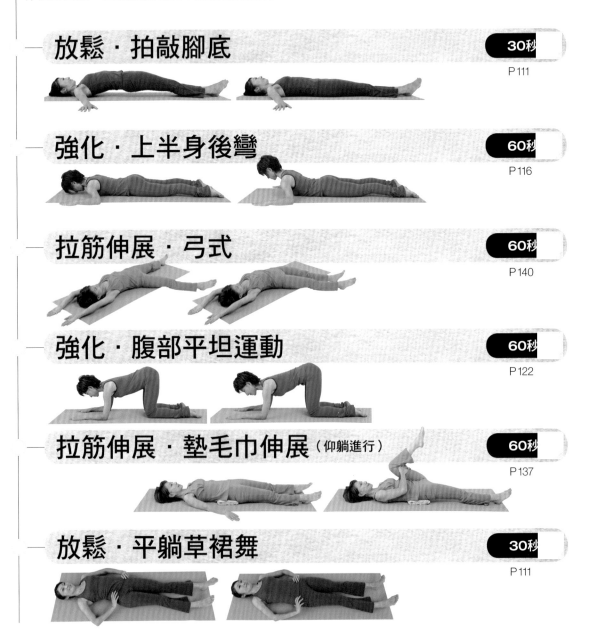

放鬆・拍敲腳底　　30秒　　P 111

強化・上半身後彎　　60秒　　P 116

拉筋伸展・弓式　　60秒　　P 140

強化・腹部平坦運動　　60秒　　P 122

拉筋伸展・墊毛巾伸展（仰躺進行）　　60秒　　P 137

放鬆・平躺草裙舞　　30秒　　P 111

第1章 構成骨骼的骨骼

第2章 構成骨盆的肌肉

第3章 骨盆的動作

第4章 常見的疑問與誤解

第5章 骨盆調整運動

第6章 骨盆調整運動依目的分類

腰薦部位疼痛

一般來說，腰薦部位疼痛的原因與腰痛一樣，大多是脊椎、內臟等疾病所引起的。另外，女性在生理痛、懷孕的時候，荷爾蒙分泌狀態的改變，也可能會造成影響，引發腰薦部位疼痛的問題。

我們可以加強腹部的訓練，並且加入腰部的拉筋伸展，透過調整骨盆的整體平衡，改善荷爾蒙失調的症狀，並且幫助減輕腰部的

疼痛、無力感。若是薦骨疼痛問題嚴重，訓練時也可以用俯趴的姿勢進行。

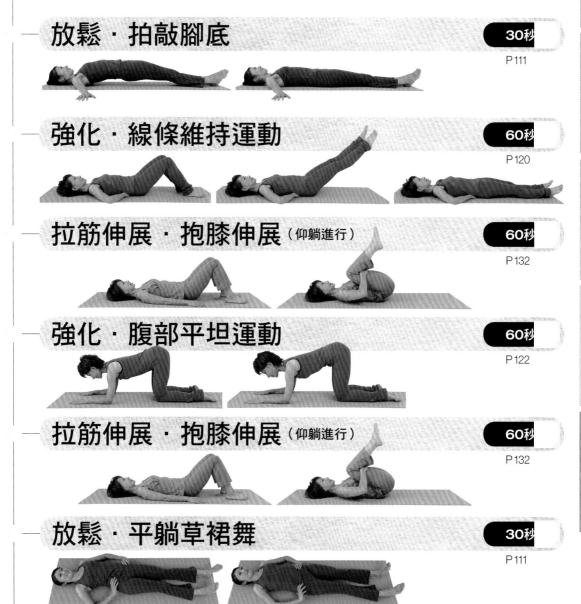

放鬆・拍敲腳底　　30秒　P 111

強化・線條維持運動　　60秒　P 120

拉筋伸展・抱膝伸展（仰躺進行）　　60秒　P 132

強化・腹部平坦運動　　60秒　P 122

拉筋伸展・抱膝伸展（仰躺進行）　　60秒　P 132

放鬆・平躺草裙舞　　30秒　P 111

髖關節疼痛

不良姿勢所導致的身體過度負擔、肌力衰弱、肌肉柔軟度不足、骨盆不穩定等,都會導致周圍的肌肉、神經受到壓迫,最後造成疼痛。

因駝背造成的O型腿、不良的行走姿勢,都容易引發髖關節毛病,所以我們必須訓練背肌,讓支撐骨盆的肌肉可以正常動作。透過下面的運動,可以讓骨盆維持穩定,保持在適當的位置上。

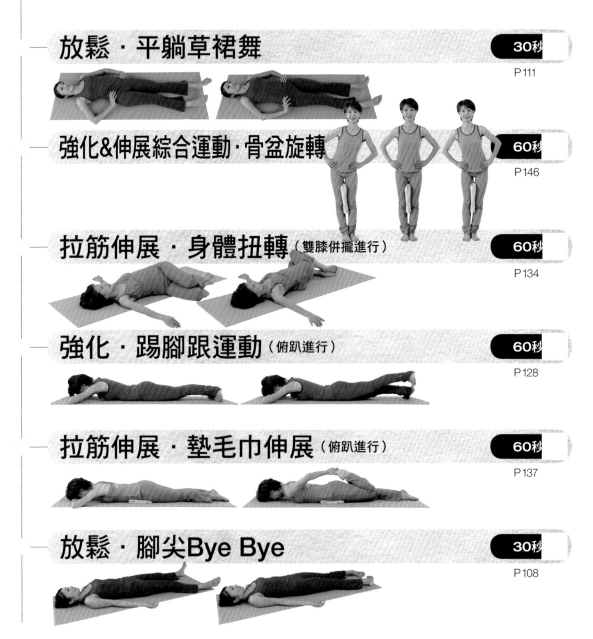

放鬆‧平躺草裙舞　　30秒
P 111

強化&伸展綜合運動‧骨盆旋轉　　60秒
P 146

拉筋伸展‧身體扭轉（雙膝併攏進行）　　60秒
P 134

強化‧踢腳跟運動（俯趴進行）　　60秒
P 128

拉筋伸展‧墊毛巾伸展（俯趴進行）　　60秒
P 137

放鬆‧腳尖Bye Bye　　30秒
P 108

膝蓋疼痛

膝蓋支撐著我們的體重，容易因為年齡增長，而逐漸產生各種毛病，若是膝蓋周圍的肌力衰弱，那麼產生症狀的風險就更大；此外，骨盆不平衡，也會使得雙膝跟著不平衡，所以保持骨盆周圍肌肉的左右平衡，才能夠減輕對膝蓋造成的負擔。透過坐骨踏步，可以平均地動到左右骨盆；進行毛巾輔助的仰臥起坐時，要注意別讓膝蓋朝向內側；最後再扭轉腰部，進行伸展，確認身體左右側的緊繃感是否均一。

第1章 構成骨骼的骨骼

第2章 構成骨盆的肌肉

第3章 骨盆的動作

第4章 常見的疑問與誤解

第5章 骨盆調整運動

第6章 骨盆調整運動依目的分類

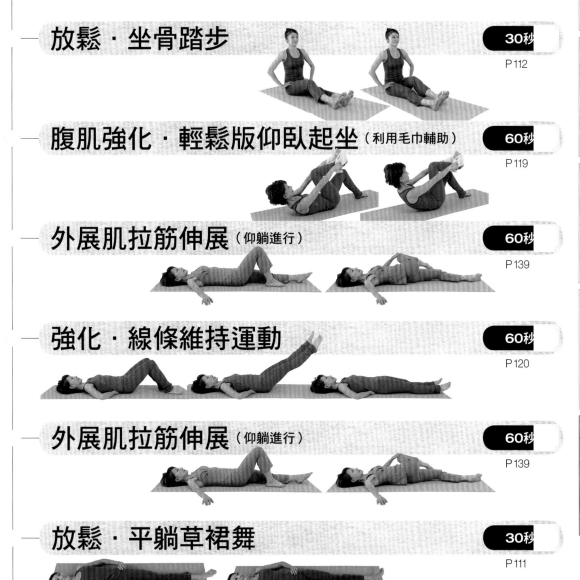

- 放鬆・坐骨踏步　　30秒　P 112
- 腹肌強化・輕鬆版仰臥起坐（利用毛巾輔助）　60秒　P 119
- 外展肌拉筋伸展（仰躺進行）　60秒　P 139
- 強化・線條維持運動　60秒　P 120
- 外展肌拉筋伸展（仰躺進行）　60秒　P 139
- 放鬆・平躺草裙舞　30秒　P 111

O型腿

　　當穩定髖關節或腿部的肌肉衰弱、柔軟度不足，就容易導致腿部歪斜。透過運動，放鬆持續緊繃的外展肌群（這個肌群能使膝蓋往外張開），同時訓練臀大肌、內收肌，讓腿部能夠以正確的姿勢從髖關節處伸展。運動時，利用坐骨踏步放鬆髖關節，接著強化內收肌肉，最後再確實地進行拉筋伸展。

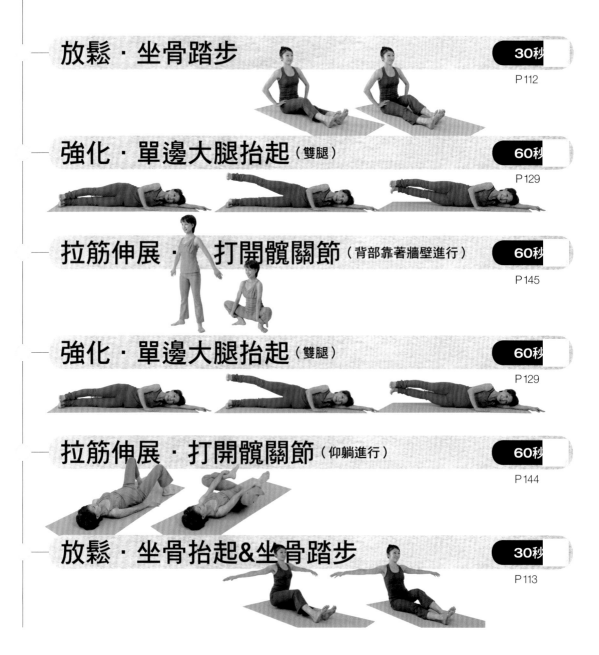

放鬆・坐骨踏步　　　　　　　30秒
P112

強化・單邊大腿抬起（雙腿）　　60秒
P129

拉筋伸展・打開髖關節（背部靠著牆壁進行）　60秒
P145

強化・單邊大腿抬起（雙腿）　　60秒
P129

拉筋伸展・打開髖關節（仰躺進行）　60秒
P144

放鬆・坐骨抬起&坐骨踏步　　30秒
P113

X型腿

比起O型腿來說，膝蓋朝內併攏碰撞的姿勢，身體的重心偏移更加嚴重，因此在運動上、健康方面都會引起許多障礙與問題。有X型腿問題時，必須要讓髖關節恢復柔軟度，增加髖關節的可動性，並且訓練調整外展肌，最後舒緩整個腿部的緊繃狀態。先透過「搖搖腳」放鬆腿部，再進行外旋肌的強化與拉筋伸展。當整體恢復平衡後，再進行下半身肌肉的強化與伸展。

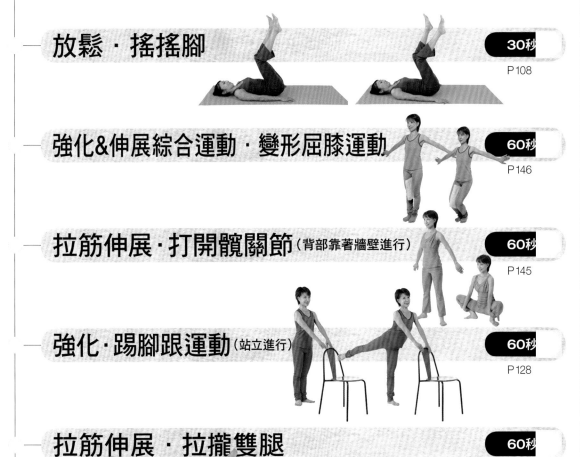

放鬆・搖搖腳　　30秒　P108

強化&伸展綜合運動・變形屈膝運動　　60秒　P146

拉筋伸展・打開髖關節（背部靠著牆壁進行）　　60秒　P145

強化・踢腳跟運動（站立進行）　　60秒　P128

拉筋伸展・拉攏雙腿　　60秒　P141

放鬆・揮動膝蓋　　30秒　P109

第1章　構成骨骼的骨骼
第2章　構成骨盆的肌肉
第3章　骨盆的動作
第4章　常見的疑問與誤解
第5章　骨盆調整運動
第6章　骨盆調整運動依目的分類

水腫

一般認為，造成腿部水腫的元兇就是「血液循環不好」，而像是內臟疾病、身體感染發炎、長時間站著、下肢冰冷、運動不足等等，都有造成血液循環不良。運動不足、長時間站立所引起的水腫，大多是暫時性的，只要睡眠充足、適度運動，並且適切進行按摩，就能夠減輕狀況。而血液循環時，心臟的血流必須經過骨盆內、外才能夠到達腿部，所以加強骨盆周圍的血液循環，對於舒緩腿部水腫也會有所幫助。

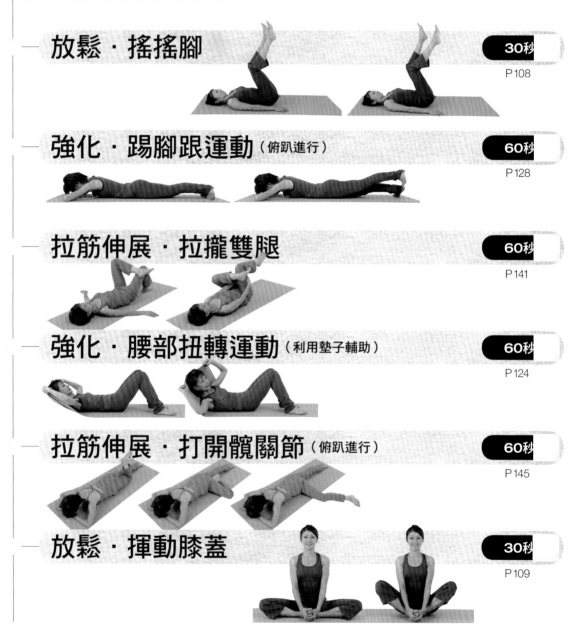

放鬆・搖搖腳　30秒　P108

強化・踢腳跟運動（俯趴進行）　60秒　P128

拉筋伸展・拉攏雙腿　60秒　P141

強化・腰部扭轉運動（利用墊子輔助）　60秒　P124

拉筋伸展・打開髖關節（俯趴進行）　60秒　P145

放鬆・揮動膝蓋　30秒　P109

四肢、身體冰冷

幾乎大部分的女性都四肢、身體冰冷的毛病，對女性來說，「冰冷」簡直堪稱萬病的根源。內臟疾病、自律神經異常、運動不足引起的血液循環不佳、血液循環本身惡化等等，都是引起冰冷的原因。

大部分的人只要透過運動，就能夠改善冰冷的毛病，不過若是運動太激烈、過度，反而會帶來反效果；因為過度流汗會讓體溫下降，反而使得身體更冷。保持在覺得舒適可負荷的範圍內，適度進行多種腹肌運動，才是改善冰冷的良策。同時，刺激腹部的循環，也能夠幫助身體回暖。

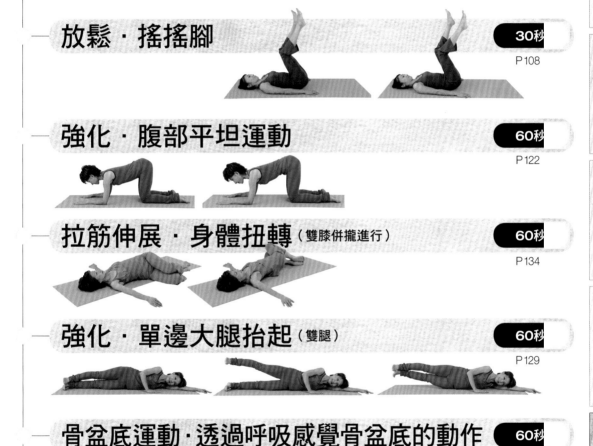

放鬆 · 搖搖腳　　30秒　P108

強化 · 腹部平坦運動　　60秒　P122

拉筋伸展 · 身體扭轉（雙膝併攏進行）　　60秒　P134

強化 · 單邊大腿抬起（雙腿）　　60秒　P129

骨盆底運動 · 透過呼吸感覺骨盆底的動作　　60秒　P154

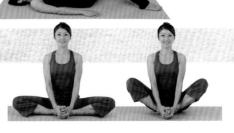

放鬆 · 揮動膝蓋　　30秒　P109

第1章 構成骨骼的骨骼
第2章 構成骨盆的肌肉
第3章 骨盆的動作
第4章 常見的疑問與誤解
第5章 骨盆調整運動
第6章 骨盆調整運動依目的分類

生理不順

疾病、荷爾蒙分泌異常，是導致月經不順的主因；此外像是壓力、疲勞累積，也可能引發生理期紊亂。保持良好的身體狀況，並且改善血液循環，就有機會調整荷爾蒙的分泌狀況。由於子宮、卵巢都為於骨盆內，所以透過運動促進內臟機能，也能夠提高身體的循環功能。

在這裡，建議各位進行舒適輕鬆版的腹肌運動，並加入能夠刺激骨盆周圍肌肉的拉筋伸展。另外，外展肌運動也可以由外而內促進血液循環，所以也是不錯的選擇。

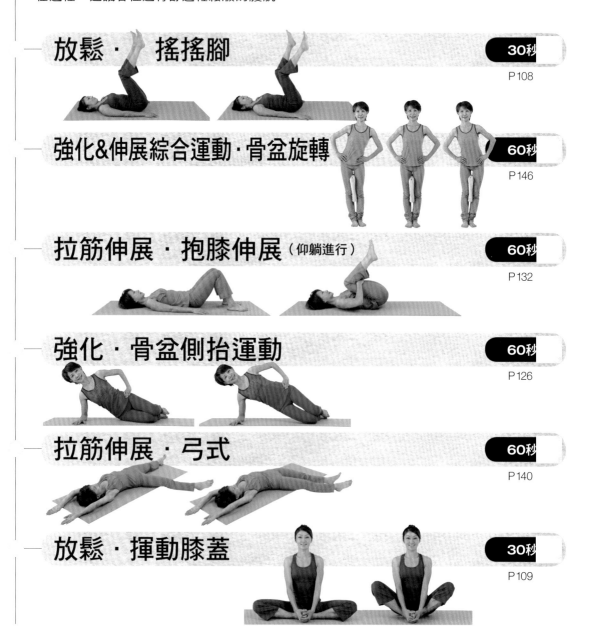

放鬆 · 搖搖腳　　30秒　P108

強化&伸展綜合運動 · 骨盆旋轉　　60秒　P146

拉筋伸展 · 抱膝伸展（仰躺進行）　　60秒　P132

強化 · 骨盆側抬運動　　60秒　P126

拉筋伸展 · 弓式　　60秒　P140

放鬆 · 揮動膝蓋　　30秒　P109

生理痛

　循環不良（像是血液鬱積等）、身體冰冷、精神壓力或疲憊所引起的生理痛，可以透過簡單的運動、促進骨盆內外血液循環、放鬆心情等來幫助改善。利用旋轉骨盆、刺激腹部的運動，讓血液循環更順暢，再加上舒服放鬆的扭轉伸展，消除疲憊感。

放鬆・搖晃骨盆
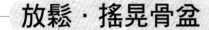
30秒
P 109

強化・踢腳跟運動（俯趴進行）
60秒
P 128

拉筋伸展・墊毛巾伸展（俯趴進行）
60秒
P 137

強化・夾毛巾運動
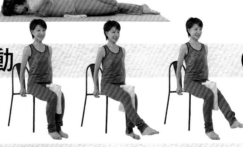
60秒
P 129

拉筋伸展・打開髖關節（俯趴進行）
60秒
P 145

放鬆・坐骨抬起&坐骨踏步
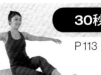
30秒
P 113

第1章 構成骨盆的骨骼
第2章 構成骨盆的肌肉
第3章 骨盆的動作
第4章 常見的疑問與誤解
第5章 骨盆調整運動
第6章 骨盆調整運動依目的分類

塑身／大腿

　　走路散散漫漫、長時間坐著，都會導致膝蓋上方囤積脂肪，使得大腿變粗。走路時，應該要有意識地讓腿部、膝蓋出力，並且多利用樓梯上樓。而為了要保持腿部動作順暢，必須要讓髂腰肌、腿部內側肌肉常保柔軟度。底下的運動組合，可以訓練到大腿前、後方的肌肉，並且在訓練過後適當伸展這些部位。

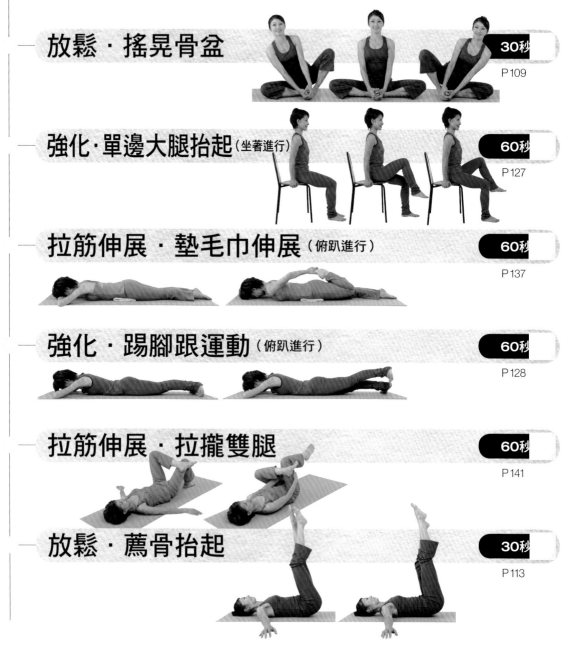

放鬆・搖晃骨盆　**30秒**
P109

強化・單邊大腿抬起（坐著進行）　**60秒**
P127

拉筋伸展・墊毛巾伸展（俯趴進行）　**60秒**
P137

強化・踢腳跟運動（俯趴進行）　**60秒**
P128

拉筋伸展・拉攏雙腿　**60秒**
P141

放鬆・薦骨抬起　**30秒**
P113

第1章 構成骨盆的骨骼

第2章 構成骨盆的肌肉

第3章 骨盆的動作

第4章 常見的疑問與誤解

第5章 骨盆調整運動

第6章 骨盆調整運動依目的分類

塑身／小腹

明明全身瘦瘦的，但小腹卻仍鼓起凸出……，如果你有這樣的問題，那除了「腹肌衰弱」、「脂肪攝取過剩導致內臟與皮下脂肪堆積」這兩大原因外，也必須檢視自己是否有「姿勢不良」的問題。

要改善凸出的小腹，可以從輕鬆無負擔的俯趴簡易版仰臥起坐開始，接著進行扭轉伸展，將意識集中在背部，舒緩肌肉；另外別

忘了伸展膕旁肌肌群（此肌群可保持姿勢），讓這裡的肌肉保持柔軟。

放鬆・搖晃骨盆　30秒
P109

強化・腹部平坦運動　60秒
P122

拉筋伸展・弓式　60秒
P140

強化・腰部扭轉運動（以手碰膝）　60秒
P124

拉筋伸展・身體扭轉（雙膝併攏進行）　60秒
P134

放鬆・薦骨抬起　30秒
P113

171

生產後的體型雕塑／腹部

一般來說，生產後的女性，身體與生殖器必須要花6～8星期的時間，才能夠恢復到產前的狀態。此時女性腹直肌正中央的柔軟組織「白線」呈現分離狀態，腹肌遲鈍且衰弱。

生產2個月後，不論是為了身體著想，或是為了能夠順利無障礙地養育孩子、重操家事，都應該積極地訓練腹肌肌力。與其依賴束腹、束褲，不如透過運動好好地收縮腹部肌肉，集中訓練腹肌，讓肌力逐漸復原。一開始可從俯趴、四肢爬行姿勢的運動開始做起，接著慢慢地帶動其他肌肉，逐步訓練。

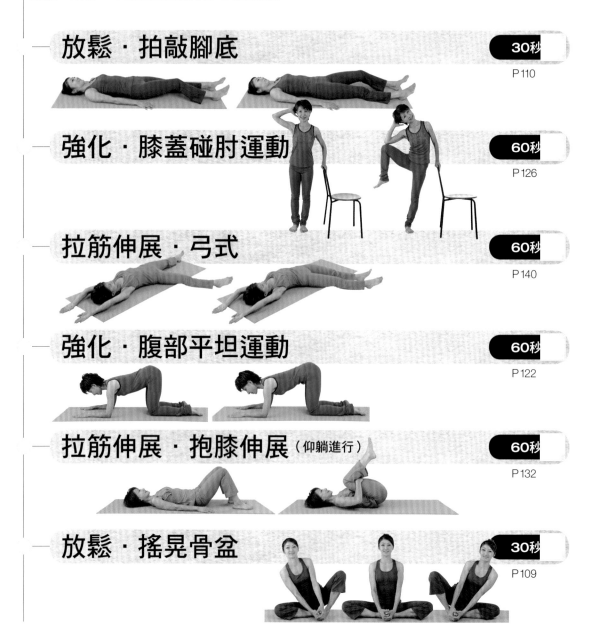

放鬆・拍敲腳底　　30秒　P 110

強化・膝蓋碰肘運動　　60秒　P 126

拉筋伸展・弓式　　60秒　P 140

強化・腹部平坦運動　　60秒　P 122

拉筋伸展・抱膝伸展（仰躺進行）　　60秒　P 132

放鬆・搖晃骨盆　　30秒　P 109

生產後的體型雕塑／腰部周圍

有人以「骨盆打開了」來指生產後臀部變寬的現象，而之所以會發生這個情況，是因為生產時的荷爾蒙改變帶動韌帶鬆弛，同時身體變得容易蓄積脂肪，腰部肌力也下降了，最後就形成所謂的「水桶腰」。要改善上述的腰部問題，可以從強化腰部周圍肌肉（臀小肌、臀中肌、臀大肌）開始做起，同時加入扭轉伸展，幫助下半身恢復曲線。

（注意：就解剖學上而言，這裡的「骨盆張開」並不是肉眼能夠觀察確認到的現象。）

第1章　構成骨盆的骨骼

第2章　構成骨盆的肌肉

第3章　骨盆的動作

第4章　常見的疑問與誤解

第5章　骨盆調整運動

第6章　骨盆調整運動依目的分類

放鬆・揮動膝蓋

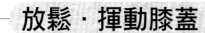

30秒

P109

強化&伸展綜合運動・變形屈膝運動

60秒

P146

拉筋伸展・身體扭轉（雙膝併攏進行）

60秒

P134

強化・臀部側抬運動（橫躺進行）

60秒

P130

拉筋伸展・弓式

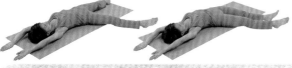

60秒

P140

放鬆・平躺草裙舞

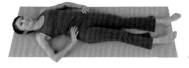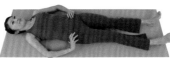

30秒

P111

尿失禁／生產後

分娩時，骨盆底的肌群必須強烈伸展拉扯，有時候甚至會導致會陰部撕裂傷等狀況，導致產後數個月內，這些肌群都很難恢復原有的肌力；骨盆底的肌肉一旦衰弱，有時候就連打個噴嚏，都可能引起腹壓性尿失禁等狀況。生產後，等到撕裂的傷口痊癒（約需2個月的時間），就可以開始進行骨盆底肌肉運動，幫助肌力復原。除了確實進行骨盆底運動外，還可以加入拉筋伸展運動，促進骨盆周圍的血液循環。

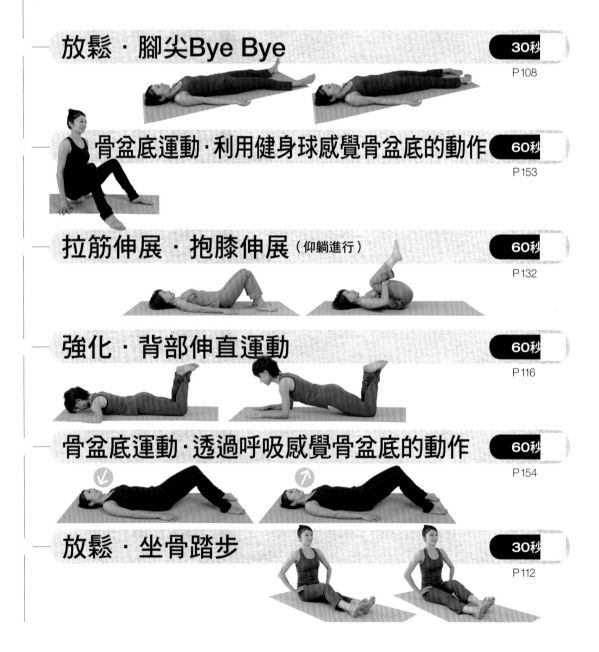

放鬆・腳尖Bye Bye　　30秒　P108

骨盆底運動・利用健身球感覺骨盆底的動作　60秒　P153

拉筋伸展・抱膝伸展（仰躺進行）　60秒　P132

強化・背部伸直運動　60秒　P116

骨盆底運動・透過呼吸感覺骨盆底的動作　60秒　P154

放鬆・坐骨踏步　30秒　P112

尿失禁／老化

　　隨著年齡增加，身體其他部位的肌力也會逐漸衰退，使得常常還來不及到廁所，尿液就忍不住排了出來。為了能夠讓自己到達廁所再進行小解，必須訓練骨盆底的肌肉，維持能夠關住尿液的持久力。另外，人們容易忽略的一點，就是腦部功能的下降也可能與尿失禁有關，所以進行保養、訓練時，必須同時兼顧身體與腦部，才能事半功倍。

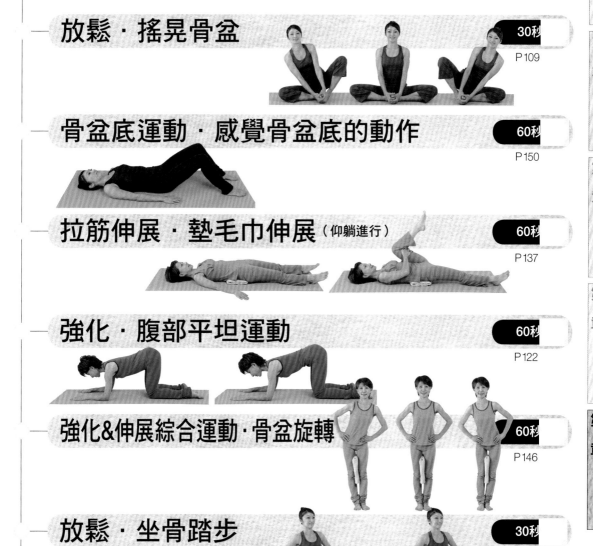

放鬆・搖晃骨盆　30秒　P 109

骨盆底運動・感覺骨盆底的動作　60秒　P 150

拉筋伸展・墊毛巾伸展（仰躺進行）　60秒　P 137

強化・腹部平坦運動　60秒　P 122

強化&伸展綜合運動・骨盆旋轉　60秒　P 146

放鬆・坐骨踏步　30秒　P 112

第1章　構成骨骼的骨骼

第2章　構成骨盆的肌肉

第3章　骨盆的動作

第4章　常見的疑問與誤解

第5章　骨盆調整運動

第6章　骨盆調整運動依目的分類

日常生活中保持骨盆端正的 **10 條守則**

「骨盆歪斜」大多是由日常生活中的小動作累積而成，
隨著每天不知不覺的重複累積，最後就會讓問題變得一發不可收拾。
所以，除了透過運動改善骨盆歪斜之外，也要養成良好習慣，
讓骨盆能夠時時保持端正。
這裡所舉出的姿勢、動作，只是暫時性短時間進行的話是沒問題的，
但如果長時間持續，就會對骨盆造成負擔。
不論是誰，或多或少都有骨盆歪斜的問題，
隨時注意自己平時的姿勢、動作，就能夠避免問題惡化加重。

1 不要一直翹腳

翹腳坐著，會導致左右骨盆高低不同。若是一直保持翹腳的姿勢，脊椎骨就會慢慢形成固定的彎曲弧度，對背部、肩膀、腰部造成負擔。長時間翹腳，身體為了在這樣的狀態下保持肌肉間的平衡，就會產生慢性的歪斜問題。若是真的非翹腳不可，那一定要頻繁地換腳，並且在換腳的時候適當地平放雙腿，讓骨盆、身體喘一口氣。

2 包包不要一直背在同一邊

背側背包、提東西時，若你一直都習慣用同一邊，那一定要從現在開始叮嚀自己記得適度換邊。比方說，可以今天用右邊，明天換左邊，規定自己兩邊平均使用。像是左右腳鞋子磨損程度不一、單邊肩膀看起來較低等問題，大多都是提東西的習慣所造成的。

3 坐著時，不要讓背部彎曲

坐椅子的時候，有許多人習慣不坐滿椅面，然後就用彎曲的背部直接靠著椅背；長時間維持這個姿勢，身體就會記住骨盆後傾的狀態，並且把這個姿勢當成是正常的。坐椅子時，盡量坐到底，並且把背部伸直靠在椅背上；另外，要多伸展背部，修正骨盆的傾斜狀態。

站著時，不要把重心放在單腳上

這也就是一般俗稱的「三七步」。這樣站著時，骨盆必須在傾斜的狀態下支撐體重，為了要維持整體平衡，最後就會變成下腹部凸出的姿勢。若是持續重複這個習慣，可能會導致形成小腹。

走路時，不要看著下方

一般來說，身體會朝著眼睛看著的方向進行動作，而如果走路時往下看，自然而然身體就會跟著駝背。背部一旦彎曲，骨盆會受到脊椎的帶動，產生後傾的狀態。若持續維持這個狀態走路，骨盆最後就會嚴重往後傾斜。走路時，請記得保持骨盆直立，精神抖擻地邁開步伐前進吧！

不要側身坐、鴨子坐

能夠長時間維持側身坐、鴨子坐（雙膝併攏，兩邊小腿往身體兩側彎曲的姿勢）的人，可能還不用進入老年，就得倚靠拐杖了；因為這些坐姿，會對膝蓋、腰部、髖關節造成相當大的負擔，而且還會造成膝關節變形。女性從50歲開始，膝蓋疼痛的狀況就會逐漸增加，到了65歲以後情況會更急遽增加，罹患退化性關節炎的機率更是男性的4倍。膝蓋一旦變形，骨盆當然也就很難維持在正確的位置。

不要橫躺並且以手當枕

很多人放鬆看電視時會採取這個姿勢，可是事實上，這個姿勢會對各個部位造成負擔（只有腹部不會受到壓迫而已），而且還會導致肩膀、頸部的功能障礙。在這個姿勢下，骨盆當然也會往單側歪斜，而為了保持身體不往前、後倒，周圍的肌肉必須努力工作，才能夠保持平衡。為了避免這個問題，躺下時可以準備一個舒服的枕頭，時常改變左右的方向，並且隨時藉機拉筋伸展，才不會造成太大的負擔。

不要長時間穿著難走路的鞋子

高跟鞋、緊靴子不僅會導致腳痛，也會讓腰部、大腿內側的肌肉過度緊繃，進而造成骨盆前傾；若是身體習慣了這個狀態，最後就會引起骨盆歪斜。

不要長時間穿著緊繃的衣服

緊繃的束腹、馬甲或是腰圍過度貼身的牛仔褲，不但都會妨礙骨盆周圍的血液循環，還會把腹部的內臟往下擠壓，增加骨盆底肌肉的負擔。若是不得已一定非穿這些服裝不可，那脫下衣服後一定要充分地放鬆骨盆，讓肌肉恢復原有的柔軟度。

講電話時，不要一直都用同一手拿

講電話時，頭部總是容易習慣往同一邊偏，若是談話的時間拉長，那就會使得脊椎長時間維持往同一邊彎曲。在聊天時，我們往往會因為講到忘我，忽略了身體正承受著負擔，讓脊椎默默地持續把「歪斜狀態」傳達到骨盆部位。為了避免骨盆發生問題，一定要提醒自己，時常交互換手拿電話，不要讓負擔集中在身體的單一邊。

4
5
6
7
8
9
10

第1章 構成骨盆的骨骼
第2章 構成骨盆的肌肉
第3章 骨盆的動作
第4章 常見的疑問與誤解
第5章 骨盆調整運動
第6章 骨盆調整運動依目的分類

身體的動作
（圖解）

髖關節的動作

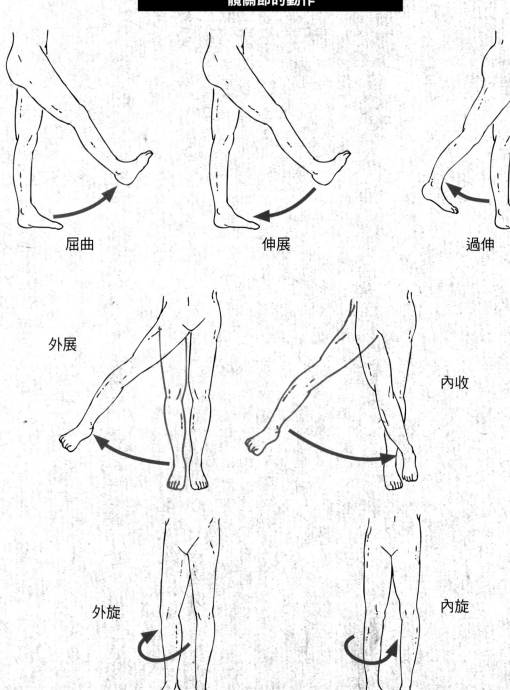

屈曲　　　　　　　　伸展　　　　　　　　過伸

外展　　　　　　　　　　　　　　　　內收

外旋　　　　　　　　　　　　　　　　內旋

軀幹的動作

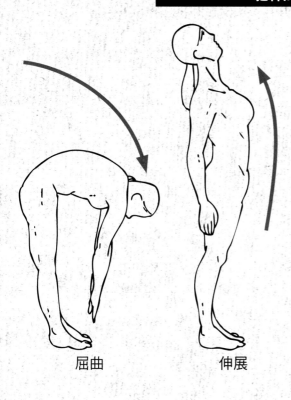

屈曲 伸展

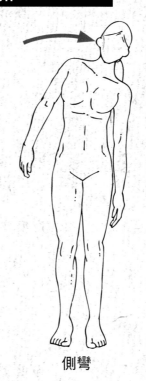

側彎

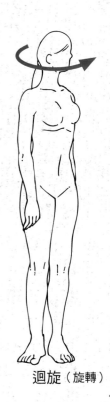

迴旋（旋轉）

骨盆的動作

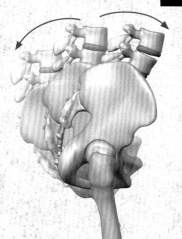

前傾・後傾

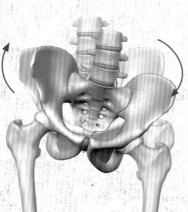

上升・下降

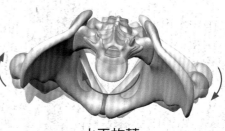

水平旋轉

與骨盆相關的肌肉一覽表

髖骨內側肌肉（骨盆內的肌肉）

◆髂腰肌

●髂肌；髂肌　Iliacus
【起端】髂窩、髂前下棘
【止端】…股骨小轉子～小轉子下方約2公分處
【功能】使髖關節屈曲、外旋、內旋（一般認為，起始於髂前下棘的肌群與內旋動作有關）
【支配神經】腰神經叢、大腿神經（L2-L4）
【血管】髂腰動脈、深旋髂動脈

●腰大肌　Psoas major
【起端】第12節胸椎與第1～4節腰椎椎體以及椎間盤（淺頭）、第1～5節腰椎肋骨突起（深頭）
【止端】股骨大轉子處
【功能】使髖關節屈曲、股骨往前上方舉起以及外旋
【支配神經】腰神經叢、大腿神經（L1-L3）
【血管】肋下動脈、腰動脈、髂腰動脈、旋股內側動脈
【備註】腰神經叢位於淺頭、深頭之間

●腰小肌　Psoas minor
【起端】第12節胸椎與第1節腰椎椎體
【止端】終止處同時放射分散到髂腰肌筋膜、髂恥隆突、髂恥弓

【功能】幫助腰大肌與髂肌
【支配神經】腰神經叢（T12-L4）
【血管】腰動脈
【備註】約50％的人沒有這條肌肉

髖骨外側肌肉（骨盆外的肌肉）

◆淺層肌群

●臀大肌　Gluteus maximus
【起端】（淺層）髂嵴、髂後上棘、薦骨與尾骨後方外側邊緣、（深層）臀後肌線、後方髂翼、胸腰筋膜與薦粗隆韌帶
【止端】髂脛束（上部淺層）、臀肌粗隆
【功能】髖關節伸展或外展、大腿筋膜／髂脛束附著部份外展、臀肌粗隆周圍部位內收、兩側同時作用時，可幫助肛門外擴約肌收縮
【支配神經】下臀神經（LS-S2）
【血管】下臀動脈、上臀動脈、旋股內側動脈、股深動脈的第1穿通動脈
【備註】此肌肉與髂腰肌協同動作可幫助伸展，與臀中肌協同作用則可形成外展。坐著時此肌肉包覆坐骨結節，站著時則不包覆。

●臀中肌　Gluteus medius
【起端】髂翼外側面、髂嵴、臀肌筋膜

【止端】股骨大轉子尖端（外側）

【功能】髖關節外展（全體）、內旋（前方部份）、外旋及伸展（後方部份）

【支配神經】臀下神經（L4-L5）

【血管】上臀動脈、旋股外側動脈

●臀小肌　Gluteus minimus

【起端】髂骨的臀肌面（臀中肌起端的深層處）

【止端】股骨大轉子（前方外側）

【功能】與臀中肌相同，不過使髖關節外展的功能較弱

【支配神經】臀上神經（L4-S1）

【血管】上臀動脈、旋股外側動脈

●闊筋膜張肌　Tensor fasciae latae

【起端】髂前上棘

【止端】髂脛束

【功能】髖關節固定、髖關節屈曲、髖關節內旋或外展

【支配神經】臀上神經（L4-L5）

【血管】旋股外側動脈

【備註】由於髂脛束附著在脛骨外上髁上，所以可以間接地將闊筋膜張肌視為為雙關節肌（Biarticular muscle），而若採用此定義，則這條肌肉還可以幫助膝關節伸展（透過髂脛束固定膝蓋側面）

◆迴旋肌群

●梨狀肌　Piriformis

【起端】坐骨前方

【止端】大轉子前端的內側面

【功能】站立時能使髖關節外旋或外展，讓骨盆後傾

【支配神經】薦骨神經叢（L5-S2）

【血管】上臀動脈、下臀動脈

【備註】坐骨神經大多從梨狀肌下方通過，延伸到大腿後方。另外，梨狀肌症候群與這條肌肉有關係

●閉孔內肌　Obturatorius internus

【起端】髖骨閉孔膜與其周圍

【止端】大轉子（股骨轉子窩）

【功能】髖關節外旋

【支配神經】薦骨神經叢（L5-S3）

【血管】閉孔動脈、陰部內動脈、臀下動脈

【備註】與臀大肌、股方肌協同作用，完成髖關節外旋動作。坐著時，這條肌肉則扮演外展肌的角色

●上孖肌　Gemellus superior

【起端】坐骨棘（上孖肌）、坐骨結節（下孖肌）

【止端】閉孔內肌肌腱與股骨轉子窩

【功能】髖關節外旋

【支配神經】薦骨神經叢（L5-S2）

【血管】臀下動脈

【備註】與下孖肌一起輔助閉孔內肌的作用

●下孖肌　Gemellus inferior

【起端】坐骨棘（上孖肌）、坐骨結節（下孖肌）

【止端】閉孔內肌肌腱與股骨轉子窩

【功能】髖關節外旋

【支配神經】薦骨神經叢（L5-S2）

【血管】臀下動脈

【備註】與上孖肌一起輔助閉孔內肌的作用

●股方肌　Quadratus femoris

【起端】坐骨結節

【止端】大轉子（轉子間　）

【功能】髖關節外旋，亦具有內收作用

【支配神經】薦骨神經叢、坐骨神經（L5-S2）

【血管】臀下動脈、旋股內側動脈

【備註】有些人天生缺乏這條肌肉；在極少數的狀況下，這條肌肉會與內收大肌融合

●閉孔外肌　Obturatorius externus

【起端】閉孔膜外面與其週邊

【止端】轉子窩、髖關節囊（Hip joint capsule）

【功能】髖關節外旋、些微的內收作用

【支配神經】閉孔神經（L1-L4）

【血管】閉孔動脈、旋股內側動脈

【備註】這條肌肉位於深處，從身體表面難以進行觸診

大腿的肌肉

◆前側肌群

●股直肌　Rectus femoris

【起端】髂前下棘（股直肌直頭）以及髖臼上緣（股直肌反折頭）

【止端】股直肌為股四頭肌共同肌腱，越過膝蓋骨前方，形成膝蓋韌帶，最後止於脛骨粗隆

【功能】髖關節屈曲、膝關節伸展

【支配神經】股神經（L2-L4）

【血管】旋股動脈

【備註】這條肌肉為雙關節肌。它是大腿四頭肌，也是內直肌、股內側肌、股外側肌，扮演這些肌肉角色時，它的起端源於股骨，作用為膝關節的伸展；由於上述資訊與本書關聯性低，因此書中並未詳細記載

●縫匠肌　Sartorius muscle

【起端】髂前上棘

【止端】脛骨粗隆內側（淺鵝足）、小腿筋膜

【功能】髖關節屈曲（前傾）或外旋、膝關節屈曲、膝關節位置固定

【支配神經】股神經（L1-L3）

【血管】旋股外側動脈

【備註】雙關節肌；根據膝蓋角度不同，這條肌肉也能控制下腿部的內旋

◆後側

●股二頭肌長頭　Biceps Femoris；Caput longum

【起端】坐骨結節（構成半腱肌與長頭、短頭）

【止端】腓骨頭、小腿筋膜

【功能】髖關節伸展（後傾）、膝關節屈曲或外旋

【支配神經】脛神經（L5-S2）

【血管】旋股外側動脈

【備註】長頭為雙關節肌。另外這裡雖然沒有深入探討股二頭肌短頭，但其實短頭、長頭同時起始於股骨，附著於腓骨頭；短頭僅能直接對膝關節屈曲產生作用。

●半腱肌　Semitendinosus

【起端】坐骨結節（構成股二頭肌以及其長頭、短頭）

【止端】脛骨粗隆內側（淺鵝足）

【功能】髖關節伸展、膝關節屈曲或內旋

【支配神經】脛神經（L4-S2）

【血管】股深動脈的動脈穿枝

【備註】雙關節肌；有時可以發現斜通過筋膜內的腱劃。

●半膜肌　Semimembranosus

【起端】坐骨結節

【止端】脛骨內側（深鵝足）

【功能】髖關節伸展、膝關節屈曲或內旋

【支配神經】脛神經（L5-S2）

【血管】股深動脈的動脈穿枝

【備註】雙關節肌。有少數人身上沒有這條肌肉，或者是這條肌肉與半腱肌完全融合。

◆內側

內收肌群

●內收長肌　Adductor longus

【起端】恥骨上枝、恥骨聯合

【止端】股骨粗線內側唇中1/3處

【功能】髖關節外展與外旋

【支配神經】閉孔神經（L2-L4）

【血管】股深動脈

【備註】與內收大肌（大收肌）前端重合。

●內收短肌　Adductor brevis

【起端】恥骨下枝

【止端】股骨粗線內側唇上1/3處

【功能】髖關節內收或外旋、些微的屈曲作用

【支配神經】閉孔神經（L2-L4）

【血管】股深動脈、陰部外動脈、閉孔動脈

【備註】與內收長肌關係密切；與內收小肌（小收肌）前方重疊，下方纖維則埋入內收大肌

（大收肌）、內收長肌之間。

●內收大肌；大收肌　Adductor magnus
【起端】恥骨下枝、坐骨枝前方、坐骨結節
【止端】扇狀肌束大部分終止於股骨粗線內側。
　　　　其他部份則構成肌腱，止於股骨的內上
　　　　髁
【功能】髖關節內收、粗股止端部負責外旋、內
　　　　收肌結節止步負責下肢外旋，彎曲時則
　　　　使下肢內旋
【支配神經】閉孔神經（粗線的終止部位，L3-L4）、脛
　　　　神經（內收肌結節的終止部位，L3-L5）
【血管】股深動脈的動脈穿枝、閉孔動脈
【備註】內收大肌的2個停止腱之間有內收肌裂
　　　　孔，股動脈就是通過這個裂孔，穿出膕
　　　　窩。這條肌肉可以觸診。

●內收小肌；小收肌　Adductor minimus
【起端】恥骨下枝、起於內收大肌最前方（最上方）
【止端】股骨粗線內側唇上
【功能】髖關節內收
【支配神經】閉孔神經（L3-L4）、脛神經（L3-L5）
【血管】股動脈的動脈穿枝、閉孔動脈
【備註】有許多人的這條肌肉與內收大肌並沒有
　　　　完全分離，因此很難釐清出明確的界
　　　　線；這種時候，一般就直接當作這些人
　　　　缺乏內收小肌。

●恥骨肌　Pectineus
【起端】恥骨梳
【止端】股骨的恥骨肌線、股骨粗線的前段
【功能】髖關節屈曲（前傾）、內收、些微的外旋作
　　　　用
【支配神經】閉孔神經前枝（L2-L4）、股神經（L2-
　　　　L3）
【血管】陰部外動脈、旋股內側動脈、閉孔動脈
【備註】這條肌肉與髂腰肌一起構成股三角的底
　　　　部（髂恥窩）。

●股薄肌　Gracilis

【起端】恥骨下枝
【止端】脛骨粗隆內側（淺鵝足）
【功能】髖關節內收、膝關節屈曲或內旋
【支配神經】閉孔神經（L2-L4）
【血管】陰部外動脈、股深動脈、閉孔動脈

背部肌群

◆背淺肌（背部淺層肌肉）
●闊背肌；背闊肌　Latissimus dorsi
【起端】
脊椎骨部份：第7～12節胸椎棘突。
髂骨部份：胸腰筋膜，骨盆部份則為薦骨棘突、
　　　　　髂嵴後方1/3。
肋骨部份：第10～12對肋骨
（肩胛骨部份：若是纖維從肩胛骨下角開始生長時）
【止端】肱骨前方（小結節　）
【功能】手臂下垂時：上臂後方舉起
　　　　手臂舉起時：上臂的下降與內收
　　　　手臂內收時：上臂的內收
　　　　兩側同時動作：讓肩關節往後下方下降
【支配神經】胸背神經（C6-C8）
【血管】胸背動脈、肩胛下動脈

◆背深肌（背部深層肌肉）
●豎棘肌群／髂肋肌　Iliocostalis
【起端】腰髂肋肌：薦骨、髂嵴、腰髂筋膜。
　　　　胸髂肋肌：第7～12對肋骨。
　　　　頸髂肋肌：第3～7對肋骨
【止端】腰髂肋肌：第6～12對肋骨、腰髂筋膜的
　　　　深層部位、上位腰椎椎體。
　　　　胸髂肋肌：第1～6對肋骨。
　　　　頸髂肋肌：第4～6節頸椎的橫突處
【功能】脊椎伸展（兩側收縮）、脊椎單側屈曲（單側
　　　　收縮）
【支配神經】脊神經後枝的外側枝（C2-L5）
【血管】外側薦動脈、肋間動脈、腰動脈

●豎棘肌群／最長肌　Longissimus
【起端】胸最長肌：薦骨、髂嵴、腰椎的棘突、

下位胸椎椎體的橫突。

頸最長肌：第1～6節胸椎的橫突。

頭最長肌：第4～7節頸椎的橫突與關節橫突

【止端】胸最長肌：第2～12對肋骨、腰椎的肋骨突、胸椎的橫突。

頸最長肌：第2～5節頸椎的橫突。

頭最長肌：顳骨（Temporal bone）的乳突部（Mastoid portion）

【功能】脊椎伸展（兩側收縮）、脊椎單側屈曲（單側收縮）

【支配神經】脊神經後枝的外側枝（C2-L5）

【血管】外側薦動脈、肋間動脈、腰動脈

● 橫突棘肌群／多裂肌　Multifidus muscle

【起端】薦骨、髂骨、腰椎的肋骨突、胸椎與第4～7節頸椎的橫突

【止端】1個以上的上位椎體棘突（到頸部為止）

【功能】脊椎伸展（兩側收縮）、脊椎單側屈曲（單側收縮）、脊椎另一側迴旋（單側收縮）

【支配神經】脊神經後枝的內側枝（C3-S4）

【血管】外側薦動脈、肋間動脈、腰動脈

腹部肌群

● 腹直肌　Rectus abdominis

【起端】第5～7肋軟骨、胸骨的劍突／恥骨（恥骨結節與恥骨聯合之間）

【止端】恥骨（恥骨結節與恥骨聯合之間）／第5～7肋軟骨、胸骨的劍突

【功能】腰椎前屈、提起骨盆前緣、增加腹壓

【支配神經】肋間神經（T5-T12）

【血管】上、下腹壁動脈

【備註】關於腹直肌的起端、止端，各家說法不一，英美體系與德國體系對於起端、止端的看法完全相反。在日本，兩種說法都有人採納，而台灣一般則採取「起端為恥骨，止端為肋軟骨」的說法。

● 腰方肌　Quadratus lumborum

【起端】髂嵴

【止端】第12對肋骨、腰椎的肋骨突

【功能】單側作用能使軀幹往該側彎曲、兩側作用時能增加腹壓

【支配神經】胸神經（C12）、腰神經枝（L1-L3）

【血管】肋間動脈、髂腰動脈的腰部分枝

● 腹外斜肌　External oblique

【起端】第5～12對肋骨外側面

【止端】腹直肌鞘前葉、腹直肌中線（即「白線」）

【功能】兩側一起動作可使軀幹前屈、增加腹壓，單側動作則會讓軀幹往該側彎曲，同時朝相反方向旋轉（迴旋）

【支配神經】肋間神經（T5-T12）、髂下腹神經（T12-L1）、髂腹股溝神經（L1）

【血管】肋間動脈、腰動脈

● 腹內斜肌　Internal oblique

【起端】胸腰筋膜的後葉、髂嵴中線、髂前上棘、腹股溝韌帶外側1/2處

【止端】上方：第10～12對肋骨下緣。

中間：腹直肌鞘前‧後葉、白線。

下方：最下方的肌束通過鼠蹊管，在男性身體構造中，會繼續往下方延伸構成提睪肌（Cremaster muscle）

【功能】兩側皆作用時，能夠讓軀幹前屈、增加腹壓。單側作用則能使軀幹往該側彎曲，並往該側旋轉

【支配神經】肋間神經（T10-T12）、髂下腹神經（T12-L1）、髂腹股溝神經（L1）

【血管】肋間動脈、腰動脈

● 腹橫肌　Transversus abdominis

【起端】第7～12肋軟骨、胸腰筋膜、腹股溝韌帶、髂嵴

【止端】腹直肌鞘的後葉、白線

【功能】兩側共同作用能增加腹壓。單側作用時，能使軀幹往該側迴轉

【支配神經】

【血管】肋間神經（T7-T12）、髂下腹神經（T12-

【支配神經】肋間神經（T12、L1）、髂腹股溝神經（L1）

【備註】肋間動脈、腰動脈

骨盆底的肌肉

骨盆隔膜
提肛肌／恥骨直腸肌　Puborectalis
【起端】恥骨（左右側的恥骨上肢）

【止端】肛門外擴約肌

【功能】支撐骨盆內臟。拉抬骨盆底部

【支配神經】陰部神經叢分枝（提肛肌神經）

【血管】直腸中動脈

提肛肌／恥骨尾骨肌　Pubococcygeus
【起端】恥骨（恥骨直腸肌起端的外側）

【止端】肛尾韌帶、尾骨

【功能】支撐骨盆內臟。拉提骨盆底部

【支配神經】陰部神經叢分枝（提肛肌神經）

【血管】直腸中動脈

提肛肌／髂骨尾骨肌　Iliococcygeus
【起端】閉孔內肌筋膜（以及提肛肌）的腱弓

【止端】肛尾韌帶、尾骨

【功能】支撐骨盆內臟。拉提骨盆底部

【支配神經】陰部神經叢分枝（提肛肌神經）

【血管】直腸中動脈

尾骨肌　Coccygues
【起端】坐骨棘

【止端】尾骨的外側邊緣

【功能】支撐內臟。幫助排尿、排便。牢牢地將尾骨往前方拉

【支配神經】陰部神經叢分枝（尾骨肌神經）

【血管】陰部內動脈分枝

泌尿生殖膈
會陰深橫肌　Deep transverse perineal
【起端】恥骨下枝、坐骨枝

【止端】陰道壁或前列腺壁，隔膜的中心腱

【功能】產生張力的同時，亦支撐著骨盆底部

【支配神經】陰部神經的分枝（會陰神經）

【血管】陰部內動脈分枝

●會陰淺橫肌　Superficial transverse perineal
【起端】坐骨枝

【止端】隔膜的中心腱

【功能】產生張力的同時，亦支撐著骨盆底部

【支配神經】陰部神經的分枝（會陰神經）

【血管】陰部內動脈分枝

◆括約肌·勃起肌
●尿道括約肌　External anal sphincter
【起端】—

【止端】—

【功能】收緊尿道

【支配神經】陰部神經叢的分枝（下膀胱神經）

【血管】陰部內動脈分枝

●肛門外括約肌　Sphincter ani externus
【起端】—

【止端】—

【功能】收緊肛門

【支配神經】陰部神經的分枝（會陰神經）

【血管】陰部內動脈分枝

●球海綿體肌　Bulbospongiosus
【起端】—

【止端】—

【功能】女性：收緊陰道口。男性：包圍尿道海綿體。

【支配神經】陰部神經的分枝（會陰神經）

【血管】陰部內動脈分枝

●坐骨海綿體肌　Ischiocavernosus
【起端】坐骨枝

【止端】陰莖腳或是陰蒂腳

【功能】將血液打入陰莖海綿體或陰蒂海綿體中

【支配神經】陰部神經的分枝（會陰神經）

【血管】陰部內動脈分枝

監修

竹內京子

帝京平成大學人類照護（Human Care）
學部柔道整復學科教授（兼任）
帝京平成大學大學院健康科學研究科
教授

東京教育大學體育學部健康教育學科
畢業後，繼續升學同大學大學院（研究
所）體育學研究科，取得碩士頭銜（健
康教育學專攻應用解剖學專修）。隨後跟隨留
學外國的丈夫一同赴美。度過1年的留
美生活後，回到日本，擔任防衛醫科大
學校解剖學（現為再生發育生物學）講座助
理、指定講師，最後到達現任職位。博
士（醫學）、體育學碩士、體學學士。

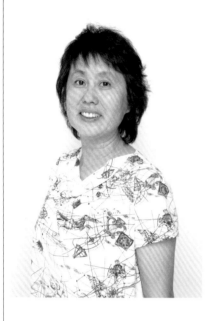

岡橋優子

以生活健身為目標提倡各類女性保健，涉
及範圍包括產前產後、更年期、乳癌手術
照護等等；此外特別投注心力推動支持
女性醫療的「快樂骨盆底肌肉體操：排泄
失禁防範體操（コンチネンス体操）」。有限公司
ASUKA董事。NPO法人smile-body代
表。早稻田大學運動學科兼任講師。美
國運動醫學學會（American College of Sports
Medicine，ACSM）Health Fitness專家。日本
Fitness協會總監。

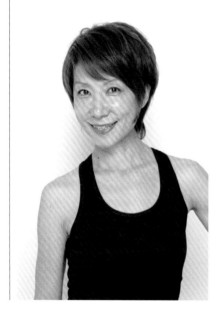

撮影＝
花井 智子

モデル＝
山田 乃梨子、岡橋 優子

編集協力＝
伊藤 康子
田邊 治樹（バルプラス）

デザイン＝
山口 義広

イラスト＝
佐藤 哲平
CGイラスト＝
細貝 駿（ラウンドフラット）

ウェア協力＝
株式会社ボディーアートジャパン

エクササイズボール協力＝
株式会社ギムニク

参考文献

小川鼎三 他：解剖学−分担 (1) 〜 (3) 11版, 1985（金原出版）
越智淳三 訳：解剖学アトラス, 1976（文光堂）
金子丑之助：日本人体解剖学 (1) 〜 (3), 2003（南山堂）
木村邦彦：姿勢の進化, 1974（国勢社）
藤田恒太郎、寺田春水：生体観察, 1976（南山堂）
小沢一史 他：トートラ解剖学, 2010（丸善）
桑木共之 他訳：トートラ人体の構造と機能, 2010（丸善）
嶋田智明 訳：カパンジー関節の生理学, 1996（医歯薬出版）
塩田悦仁 訳：カラー版カパンジー機能解剖学 原著第6版,2010（医歯薬出版）
坂井建雄、松村讓兒 監修：プロメテウス解剖学アトラス解剖学総論/運動器系 第2版, 2011（医学書院）
山田茂, 福永哲夫：骨格筋−運動による機能と形態の変化, 1997（NAP）
田中泰博：周産期運動療法の実際,1994（メディカ出版）
河野南雄 訳：失禁ケアマニュアル, 1992（医学書院）
阿曽佳郎：これからの尿失禁治療, 1995（ミクス）
越野立夫 他監修：女性のスポーツ医学, 1996（南江堂）
丸山仁司訳：ペルビック・アプローチ - 骨盤帯の構造・機能から診断・治療まで, 2001（医道の日本社）
科学新聞社出版局 訳：新・動きの解剖学, 2009（科学新聞社）
ディスマーゆかり 訳：骨盤力 フランクリンメソッド, 2010（スキージャーナル）
かさみ康子 訳：フェルデンクライスの脳と体のエクササイズ, 2005（晩成書房）

オーチスのキネシオロジー原著第2版, in press（ラウンドフラット）

L.H.Bannister et al: Gray's Anatomy 38th ed.,　1995 (Churchill Livingstone)
Rauber-Kopsch: Anatomie Des Menschen, 1955 (Georg Thieme Verlag)
K. Baessler et al: Pelvic Floor Re-education: Principles And Practice, 2008 (Springer)
K. Bo, et al: Evidence-Based Physical Therapy for the Pelvic Floor, 2007 (Churchill Livingstone)

國家圖書館出版品預行編目資料

骨盆完全指南 / 竹內京子作；羅怡蘋
翻譯. -- 初版. -- 新北市：楓葉社文化，
2013.09 192面 25.7公分

ISBN 978-986-6033-67-4（平裝）

1. 骨盆

417.26   102014413

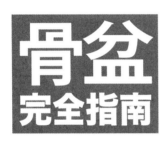

出　　　版／楓葉社文化事業有限公司
地　　　址／新北市板橋區信義路163巷3號10樓
郵 政 劃 撥／50134501　楓葉社文化事業有限公司
網　　　址／www.maplebook.com.tw
電　　　話／(02)2957-6096
傳　　　真／(02)2957-6435
總監修・解剖學監修／竹內京子
運動指導監修／岡橋優子
翻　　　譯／羅怡蘋
總 經 　銷／商流文化事業有限公司
地　　　址／新北市中和區中正路752號8樓
網　　　址／www.vdm.com.tw
電　　　話／(02)2228-8841
傳　　　真／(02)2228-6939
港 澳 經 銷／泛華發行代理有限公司
定　　　價／350元
初 版 日 期／2013年9月